痛みは命の賜りもの

古良和仁
Koryo Kazuhito

弦書房

装丁　OTOCAM

目次

はじめに――レントゲンもＭＲＩも迷信かもしれない

この本が目指しているのは、まず何より「身体の奪還」ということである。血の通う、生身の、それゆえ傷つきやすく、しかし相応の復元力を持ち、生まれて、やがては死んで行く有限の存在、しかし世代を越えて繋がる生命でもある、その基本となる身体、それは自然の働きに由来し、というより自然ソノモノの現れとして出現した奇跡の如きもの……。

私は、この数十年、ひたすら他人様の身体に直接触れて治療のごときことをやってきた。そこに自ずから分かってきたこと、いろいろ考えることもあった。その一端を記したのが本書である。

最初に治療室での一齣から話をはじめよう。

ある人の紹介で来られたAさんはご自身、体操教室で指導をなさっていられる七十歳ほどのご夫人、ほっそりとしてスタイルの良い方である。

違和感は半年ほど前から始まったのだという。それをいわば誤魔化し誤魔化しして仕事を続けてきた。治療を受けてきたが一向はかばかしくなく、徐々に誤魔化しきれない状態になってきた。

右の股関節、膝がどうも思うに任せない。薬の処方があるけれど一向に効果がない。レントゲン、

ＭＲＩの結果から、やがて手術もやむを得ないだろうという話なのだそうである。治療は困難を極めた、と言いたい。が、実は簡単なものだった。

もちろん、たった一度の治療で完治してしまう、なんてことはない。それなりの実体があって、履歴を抱えたものがキレイに解消するわけはない。しかし、正味四〇分ばかりの治療のあとで、Ａさんはすでに普通に歩けるほどになっていた。私は自分の技量を自慢したいわけではない。宣伝・広告しようというのでもない。そうではなく、こんなに簡単なことが、なぜＭＲＩだ、手術だ、というのが不思議である。今日の医療は何か奇妙な迷信に囚われているのではないか、というのが私の率直な疑問である。

「ロコモティブ・シンドローム」という概念が日本整形外科学会によって提唱されたのが二〇〇七年のことである。高齢化の波が押し寄せ、運動器の障害から介護が必要になったり、寝たきりになったりする状況に対する警鐘を鳴らす必要があった。ロコモ体操などによる予防の提案など確かに時節にあったものであったといえる。

予防は非常に大切なことである。病気を未然に防ぐ。しかし、そもそも年来、整形外科領域では殆ど真っ当な治療が実際にはなされてこなかったのではないだろうか。合理的・学問的で充分説得力を持った考えに基づく治療がなされていない。場当たり的、デタラメな治療が横行していたのではないか。患者が痛みを訴えれば鎮痛剤の投与、あるいは温熱療法、牽引、理学療法なども極めておざなりなものではなかっただろうか。そうでなければ、これほど国民の信頼を失うわけがない。

デタラメな治療というのは、あたかも賽の目のごとき治療ということである。賽の目のように偶然良くなることがある。けれども多くは病状が改善されない。当然だろう。この場合、良くなるのは治療の結果ではない。患者本人の自然治癒力で治っていくのである。痛みや発熱は自然治癒力だが、鎮痛剤投与などという治癒力を抑えこむ誤った治療によってさえ、旺盛な自然治癒力を持つ元気な患者なら、それでも勝手に良くなっていく。

それでは一方、一向に改善されない人たちはどういうことになるのか。デタラメ治療が延々継続されるのである。まる一年も通って一向に改善が図られない。それでも患者は通い続ける。気休めですよ、などと言いながら。ここでは全く無意味なことが治療の名のもとに行われている。とはいえ治療代は保険が補填してくれている。医療側は懐ろが潤ってありがたい。無知無明との結託、頽廃の表れだが、ここで「王様は裸だ」と指摘する子供は出現しそうにないのが現状である。

筋疲労。筋肉が疲労する。疲労を溜め込んで慢性化する。慢性化というのは場合によって老化と言い換えることが出来るかもしれない。

筋肉が疲労すると硬くなる。弾力を失い、伸縮能力が低下して使い物にならなくなる。それが一時的なものなら問題ないが、慢性化し、働きを失ったまま年を経て、運動系のそこここに居座った状態、それが治療困難を引き起こしている。

そういう筋肉を探し出す。身体に直接触れて探れば別段むずかしいことではない。そういった筋肉は硬く強ばり、鈍く、冷ややかな感じ。それゆえ、手で探っていけば、経験者には、すぐ分かる。レントゲンやMRIで分からないことも、手でなら分かる。

あとは、硬く縮んで働けない筋肉から〝痛み〟を取り出せばよいのである。痛みは自然治癒力ソノモノの働きだから、痛みを通じて筋肉は疲労回復して弾力を取り戻す。もっとも慢性化が深ければ簡単にはいかない。そのときは更なる〝技〟が必要となるが、そんなことを考えなくても多くの場合、すぐさま効果を発揮できるのはAさんの事例からも、お分かりいただけよう。少なくとも、これは当てずっぽう、デタラメの治療ではないのである。

薬も使わず、手で触れるだけで見違えるように良くなってしまう。

そういう体験をした人たちの中には、それが何となく腑に落ちず、何やらいかがわしいことのように思う人もいるようである。理解のための枠組みを持たないから説明できないことを非科学的と思ったりする。どうやら怪しい非科学的治療が秘かに行われているらしい、と。科学的とは、もしかすると今日的医療が標榜しているものかもしれない。しかしながら、その実体は先にも述べた通りなのである。

私の治療を実際に受けられ、また私の考える治療の原理を聴いて納得され、大変驚かれたのが

Ｋさん（第一章で詳述）である。Ｋさんは、私の考えと治療法を新たな学問として提起するように薦めてくださった最初の患者さんである。数十年、治療に携わり、患者さんの中には少なからぬインテリ、その中には医師もいたけれど、Ｋさんのような方はおられなかった。

ＥＢＭという今日的な医療を支える概念がある。ＥＢＭ（Evidennce Based Medecine）科学的証拠に基づいた医療ということだろう。実はこのこと自体、医学では科学的裏付けのある治療が少ないという現実を表しているともいえる。

証拠とは、ある枠組みのなかで得られた実験結果である。だから、その枠を外れた全体に対して真実が保証されているわけではない。小さな部分、細部で示されたことは全体に適応しても、まあ間違いではあるまいという考えに立脚している。もしも、そうなら都合がよいが、実際にはそうでないから厄介なわけである。これは近代的な思考が陥った罠ともいえるであろう。

己れの身体という肝腎カナメを、誰もがうち忘れ、暮らしているのが、今日の状況なのではあるまいか。己れが忘れられていれば、ましてや他人様のことなど眼中にないのは当り前である。もっと身体に触れてほしい。直に触れて知ってほしい。その驚くべき豊かさに感じ入ってもらいたい。

身体に触れることは、いつの間にやらタブーになってしまった。医者も実際には身体に触れることなく、遠眼鏡で月を見る如く診察・治療を行うようになった。そして、まずはデータ解析、それから投薬。これでは、まるで身体にむけて空爆をやっているようなものだ。

筋肉は疲労すると硬く収縮して働けなくなる。それが慢性化すると弾力を失い、いわば鉛のように重たく、そして無感動になってしまう。そんな筋肉が各所に居座った身体なら動こうとすれば痛みの生じるのは当然である。本来ならば協力し合って動かねばならないはずの筋肉が石に化けてしまっているのだから。そのため健康な筋肉が過剰に働かされ、傷つき、痛みを発しているわけである。そんなところに鎮痛剤など投与していったいどうなるものか。疲労し弾力を失った筋肉を救出する方が本筋であることは、誰にだって分かろうというものである。

本書のテーマは、どのようにして慢性疲労回復に取り組むかということである。

いっときの疲労なら、ゆっくり風呂にでも入って、一晩二晩眠りこけていれば回復するのである。ところが働いて疲れているはずなのに心地よい疲労感がない。この状態が実は慢性疲労への伏線である。それが昂じて、やがて回復困難な慢性疲労へ、そしてその後、これが様々な重篤な慢性疾患へと将来繋がっていく。

慢性疲労回復の薬というのは存在しないのである。疲労を誤魔化して感じなくする薬はある。ご存知、覚醒剤はそういう薬である。その危険は恐らく誰でもが知っている。私が考え、実行している方法はまさかそんなまやかしではない。あくまでも自然の原理に添った方法である。

弾力を失い、硬く縮んで、長い時間が経過し、すっかり感覚さえ鈍ってしまった筋肉。そこに触れ、潜んでいる痛みを取り出す。私がやっているのはそれだけだが、痛みという自然治癒力によって、確かな変化が生じるらしい。これはAさんのような簡単な例にとどまらない。構想を立てて取り組めば、様々な慢性疾患を実質的に変えていける可能性もあるようである。ここに新たな医療原理を打ち立てていくことも可能かと思われる。そういうものとして、私はここに自分の考えと実践をそっと提出してみるのである。

第一章

患者が治療家を叱る

ある患者の声から

私が治療に携わるようになって三〇年以上が経過している。そういう中で時には治療の場が患者さんに感動を与えるようなことがある。そんなときこそは治療家冥利に尽きる。続けてきてよかったと心底から思う。そういう治療が続いてほしいと思うのである。

Kさんは八十歳を少々越えた御婦人である。娘さんに連れられて治療にみえた。そのKさんに、私は褒められたのだった。

お会いしたのは三回、実質的な治療は二回だけである。三回目は治療そっちのけ、いろいろ話をしに来られたというのが実際のところであった。

Kさんは右足がつけなかった。足のカカトに重さがかけられない。重さがかかると痛いのである。整形外科では専ら鎮痛剤の投与。だが一向に良くならない。ところが、それがいとも簡単に治ってしまった。どうしたことなのか、問い糺しにやって来た。それが本当のところである。

伺えば、御婦人は元は看護婦をしていられたそうである。戦時中フィリピンや中国大陸に従軍看護婦として派遣されたというから、辛酸を舐めてこられたのであろう。「当時のことは、とても口にはできません。娘にも話したことがありません」。今日まで口を閉ざしてこられたそうである。

ささて、御婦人の質問はこうである。

「薬も使わないで、どうやって治せたんですか？　しかも、あんなに簡単に」

私は答える。

「ああ、それは別段むずかしいことではないんです。痛いところが必ずしも悪いのではなくて、別に鈍い働きの悪い箇所があって、そこを見つけ出して治すんです。痛いところと鈍いところが一組になっていて鈍い方を正せばいいんです。痛いところを追っかけてもなかなか良くならない」

Kさん　そのことは貴方ご自身が発見されたことですか？

私　いつの頃からか、自分で見つけ出したことだとは言えるんですが、多分、昔から良く知られていたはずのことではなかったかと思うのです。長い間、治療に携わり、難問にぶつかり、繰返し躓いていたりすれば、余程の馬鹿でないかぎり、それくらいのことは誰だって気づいてくること だと思いますよ。

Kさん　そのことを論文とかで発表したり、教えたりなさっていますか？

私は、Sさんからのオファーについて申し上げる（註1）。迂闊ながら、最近になってそういう必要を感じ、また義務と考えるようになった旨を正直に話す。御婦人は、「ああ、そのことこそ、貴方はこれからお仕事としてやり遂げねばなりませんね（実は私は褒められたのではなく、叱責され、さらに叱咤激励されたのだった）。偉い、権威のある先生に後ろ盾になってもらう必要もあるのではないかしら……」

ここらはなかなか手厳しい批評といえる。思えば私の暮らしは、この数十年、学校はいうに及ばず、業界団体その他、一切の権威・権力と無縁であった。ひっそり患者さんと向き合っていたばかりなのであった。

痛みは自然治癒力

足が痛い、腰が痛い、肩が痛い、痛いから治してほしい。そういった動機で整形外科を訪ねる患者さんは無数というほど多くいられる。それに対するスタンダード、通常おこなわれる処方が鎮痛剤の投与らしい。「らしい」というのは、私は医師ではないから投薬の資格を持たない。そういう現場にいないから伝聞として知っているだけである。

実際に丸一年、通い続けて一向に症状が改善せず、それでも鎮痛剤を出し続けた医師がいたそうだ。「副作用は殆どありませんから」といわれたりもしたそうだが、本当だろうか。医師は薬を出す側で呑む側の当事者ではないから、副作用について切実な問題意識で検証しようなんて考えはそもそもない。なんとなく自分が思いこんでいる主観を勝手に事実と勘違いして、無責任な発言をしている可能性もあるのではないだろうか。

そもそも痛みは身体を守る働きである。切り傷をしたとき痛いのは、それが緊急事態の報せであり、同時に治癒へ向かっての行動だからである。痛みのお蔭で、我々は護られている。手術後に鎮痛剤をふんだんに投与してもらうと痛みは感じないで楽だけれど治癒に時間がかかってしまう。こんなこともよく知られていよう。痛みが治癒力ソノモノであることをこのことは意味している。これはいわば生理学の初歩であり、また根本でもあるわけだ。

患者が痛みを訴える。それに対して医師が鎮痛剤を処方する。確かに必要な場面があるのかもしれない。しかし、バカの一つ覚えのように「痛みには鎮痛剤」という安易な条件反射が成立しているともいえそうである。

全国の整形外科で連日垂れ流すかのように処方される鎮痛剤は、どれほどの量になっているのだろうか。そして、それはどれほどの金額になっているだろうか。しかも、それは保険で支払われているはずで（だから安易に用いることが出来る）国民の懐ろを最初からアテにしているのである。

鎮痛剤はそもそも治癒力を抑制するのだから、治療行為のなかで用いるとしたら一定の条件が必要であろう。乱発するべきものではソモソモない。むしろ、治療のためには痛みを発揮してもらわなければならない。痛み、それを活用することこそが本当の治療なのである。Kさんが驚かれたのは、このことだった。

わたしの治療室

私が実際にどのような治療をしたかを簡単に記しておこう。

私が注目したのは下肢の後側、外側寄り、膝に近い場所である。そこに硬く痼《しこ》った筋肉を見つけた。その筋肉を押さえる。すると、何ともいえない滲みるような痛みが生じる。その痛みに暫く耐える。痛みを味わう。痛みが治癒力を発揮した結果、痛みでつけなかったはずのカカトは床をちゃんと踏みしめられるようになっていた（傍点筆者、以下同じ）（註2）。

痛いところを問題にしても治療にはならないのである。そこが悪いわけではないのだから。まして痛み止め、鎮痛剤の投与で治るわけがないのである。「患者が痛みを訴えるから鎮痛剤を出すしかないじゃないか」は全くの言い訳、治療としては全くのインチキ、誤魔化しである。とりわけ慢性化がなにがしかでも関わっている痛みについてなら鎮痛剤は百害あって一利ナシである。

私は、こういった治療法をいつの間にか会得していったようである。私どものところに治療に見える方々は現代の治療では成果が見られない、いわば今日的な医療制度から弾き出された方々も多いのである。難問を抱えて一筋縄でいかないしたたかな病歴をお持ちの方が少なくない。要するに背景に深い慢性化の問題を背負っている。

慢性化は治癒が何らかの理由で全うできず丸抱えせざるを得ない状況といったらよいであろうか。戦って克服できない状況を、いわば膠着状態にして生き延びるのである。基本的に守りの態勢といってよいだろう。

慢性化は様々な状況が考えられる。疲労が蓄積して負債の返済が滞り、そのうえ疲労が降り積もるなんていうのもあるだろう。筋肉が疲労し凝った状態。それが続いていれば、これだって立派な慢性症状である。

例えば、ふだん慣れない仕事をこなした。いつもは運動したこともない人が重たい荷物を背負って登山をしてきた。そういうときに翌日、思いがけず筋肉が突っ張って痛いことがある。いやいや、翌日ではなく翌々日、三日後に痛みが出ることもあるだろう。痛みが発揮されることで治癒が始まり疲労も解消されていく。三日目に出るのは反応の余程鈍い人ということになるけれど、そうやって解消していれば身体は健全に仕事を全うしているといえるわけである。

しかし、そういかない例もある。疲労しても痛みが出ない。すると治癒力は働かない。そういう場合、筋肉は縮んで弾力を失い機能低下がおこる。そしてそういう筋肉を探っていくと、その奥には必ず痛みが隠されているのである。本来なら、その痛みでエネルギーを発揮して復元できるチャンスを慢性化によって抱え込む。そんな姿をそこに見ることができる。

この隠れた痛みを探して取り出す。それが治療の眼目である。私の方法である。難しいことではない。手技だから、それなりの修練は必要だろうが（註3）。

鎮痛剤に副作用がない。そんな馬鹿なことはあるわけがないのである。感覚を鈍くし、慢性化を促進するから本人に自覚がないだけである。それでは訴えがおこるはずがない。当事者さえ眠らせてしまえば悪者は左団扇である。

例えば、鎮痛剤のお陰で足首の捻挫の痛みが解消したとしよう。しかしこういう場合もよく観察してみれば関節の可動域が狭くなっているはずである。詳しく見てみれば筋肉が強ばり、そのなかに痛みが隠されている。解消したのではなく隠れたのである。治ったのではない、慢性化が促進された。その痛みを取りだしてやると動きは回復する。可動域が広がって、それこそが治療なのである（註4）。

慢性化の深まった症状を治療の対象にできると応用の領野は格段に広がっていく。ありとあらゆる人間に関わる問題への道がひらける可能性に繋がっていくのである。からだは人間の可能性の根拠なのだから。身体に直接触れて、隠れた痛みを探る。これは相手の過去の履歴、プライバシーに触れることでもあるけれど、そのようにして共に生きることの探求が待たれるわけなのである。

手で相手に直接触れる。この文字通りの手当てという方法。これは如何にも前近代的、むしろ古代的・原始的なものなのだが、実は無限といえるほどの可能性を秘めたものでもある。ただし、その弱点はベルトコンベアーに載せて、自動的・能率的に問題をこなすには適していない。ひとりひとり人間の中身が問われるのである。数量に還元されない人間に帰っていかざるを得ない。だが、しかしそれは弱点であろうか。近代社会が効率主義第一で暴走した挙げ句、私たちはこうして原点に戻るのである。

註1 Sさんから治療の手ほどきをして欲しいと頼まれたのは随分前のことだ。そもそもそういう面倒なことは御免被りたいという横着な気持があって、また自分に教えねばならない独自の経験などあるかと疑問に思っていたこともあって、そのときはお断りしたのである。だが、それは誤りだった。その後、Sさんは各地を修行に回られて、再度わたしに手ほどきを要請されることとなる。一方、私自身も経験の内容を吟味してみれば、やはり伝えるべきものが少なからずあることに思い至った。

註2 ここで生じた痛みは、少なくとも私が傷つけたせいで起こっているのではない。というのも、手を放せば痛みは消え、その原因が自分自身のなかに宿るものであることは、すぐに本人にも納得がいくものなのである。隠れた痛みを呼び起こし、それを取り出す。それを方法として確立することが肝要である。

註3 整形外科診療では患者が痛みを訴えても医師が身体に一切触れもせず薬の処方だけが行われることもある、そうである。身体に触れていくことのなかに一切を含んでいると考えるものからは到底信じがたいことに思えるのである。

註4 この原理は当然のことながら脳卒中の後遺症にも大変有効である。痛みを取り出すことができれ

ば、それは脳との回路が既に成立していることを意味している。錆びついて機能が低下しているだけなのである。もっとも、長い時間が経過し慢性化が進んでいると痛みを取り出すことが非常に困難な場合もある。そんなときは、そこに直接触れても時間の無駄だから別の方法を考える。このことについてはいずれ別の項で記すことにしよう。

第二章　痛みは命の賜り物

わが治療院、閑古鳥なく

その方は予告なし、いきなり訪ねてこられた。我が家は一向に流行らない治療院なのである。見ず知らずの人が突然やってくることはまずない。

立地がよくないのである。まず国道、県道やらに面していない。それどころか細い道を辿っていくと、いつの間にか舗装がなくなり、まことに心許ない感じになってくる。ナビに従い進んでいくが目当てのものにはなかなか辿りつかない。やがて左右に畑がひらけて「あれ? 変だぞ」と思ううち、車は目的地をどんどん逸れていることが分かる。入り口のちょっとした横道に気づかず、そんなことになるらしいが、周囲を経巡り、ついに辿りつけなかった気の毒なケースまである。それをよいことに、私は客さえなければ、庭で畑仕事に精を出したりなどしている。流行らない閑古鳥なく治療院たる所以である。

ところが、そのときは治療中だった。滅多にないことだが、そのあとにも更に約束した患者さんが続いてやってくることになっていた。そんな事情を話して、その方には帰ってもらう。翌日の予約をしていただいて……。

Mさんは、ある友人から我が家のことを聞いたのだそうである。その友人は、また別の人から聞いたらしい。又聞きである。その人は実際に私の治療をうけたことがあるのだそうだ。その人の話では「先生（私のことだ）は仙人のような人」であるそうな。

人間《じんかん》を離れ、ひっそり隠れ棲んで、妖しい術を使う。ところが、そんなところに、こっそり通う人も少なくはないらしい。現に、昨日は体よく追い返されるという憂き目に遭った。滅多にないことが、偶々出会えば千載一遇ということにでもなるのかどうか。

Mさんは、この二月ばかり、脚の痛みに苦しんできたのだそうである。病院に通ってみたが一向によくならない。噂を聞いて、妖しいところへやってきた。

彼女は四九歳、イオンのカードのセールスをやっていて、一日中ほとんど立ち通しなのだそうである。朝は何ともない。午後、それも後半になると徐々に脚が痛くなってくる。踝の少し上あたり、それも片方だけではないのである。両脚とも。だから、もはや立っていられないほどツライことになる。

病院では「体重を落としなさい」と言われたそうだ。彼女はやや福々しい体型とはいえる。体重を減らせば成程々々負担は軽減されるだろう。これは教育的指導とでもいうことになるであろうか。いやはや……。

疲労は痛みを隠し持つ

痛みというものをどう捉えたらよいのか。どのように考えるべきなのか。痛みと疲労の関係は？　また実際上それらの問題にどう対処すべきか、その技も含めて考えてみようというのが、この章の趣旨である。

さて、Ｍさんの治療だが、さしたる困難はなかったのである。

まず足首周辺の筋肉を探ってみる。強ばった筋肉を見つけたら、それを変えていく工夫をすればよい。それには足の指、中足骨の間の筋肉を見なければならない。動作を点検、強ばりを解いて動きを拡げていくわけである。その後は膝関節周辺、股関節の動きをチェック、Ｍさんのケースは大腿前部に強ばりがあったから、その系統を中心に解していく。

それだけのことを最初に右脚だけでやってみる。立ってもらって、脚の状態を点検していただく。彼女はとつぜん悲鳴のような声を上げた。

「うわ〜、脚がかる〜い」

軽いのは、もちろん右脚である。右脚だけ軽い。そのぶん左脚は重いのだろう。左脚が重いのは疲労のせいである。治療の前は右脚も重かったはずである。さてさて、この重さは彼女の体重と一体どんな関係があるだろう？

その後、治療は左脚も同じようにやったのである。右脚だけでは可哀想だ。もちろん、脚が軽くなると痛みも見事に消失している。疲労が痛みの因を成していたことは言うまでもないわけである。

治療は翌週もう一度行う。立ち方の工夫などを話して終了。充分満足いただけたのではないかと思う。

疲労が蓄積して、それが痛みに変わる。これは誰しも経験していることだ。

ふだん鍛錬してない人が登山する。孫の運動会に引っぱり出されて年甲斐もなく夢中にハッスルしてしまった。すると翌日、思いがけない筋肉痛がおこっていたりする。翌日とは限るまい。二、三日もしてから痛みがでてくるケースだってある。からだが鈍っていれば、反応も緩慢になる。

ところで、このように出現する痛みの正体とは何ものであろう。疲労した筋肉にやがて痛みが生じる。そこでは痛みを通じて疲労回復が行われているわけである。筋肉内に蓄積した疲労、筋疲労を解消するために身体が痛みを出してくる。としたら、痛みとは、実は自然治癒力そのもの、自然からの大切な贈り物というべきものではないのか？

痛みとは、そもそも何だ？　更に更に問いかけることが出来るはずである。

痛みは端的に命そのものに直結している。生きているから痛いのだ。死んでしまえば、もはや痛みはあるはずがない。それゆえに生きること生きて在ること、生に関わる大切な経験にしばしば痛みが伴う、これは当然のことである。

痛みをいけないもの、悪いものと決めつけ克服する。あくまでやっつけようという方針は現代思想、現代医学が生み出したドグマである。私たちの時代は、実は奇っ怪な迷信に取り憑かれて迷走しているといってよい。

痛みは生命力がもたらすものだ。生命の為す業、それはエネルギーに充ち満ちている。そこで、もしも末期癌患者にも点滴などで栄養補給が行われるとする。エネルギー補給が行われれば痛みが昂じるに決まっているのである。そこで痛みにはモルヒネで対抗しようというわけだ。それがQOLを高めるということになっているが、自然の計らいに任せれば食欲が減退し、おのずから死に赴くようになる。それが自然本来の在り方である。昔の高僧のミイラ行は穀断ち水断ちして、自ら禅定に赴いた。

痛みは悪者ではない。克服すべき相手でもない。授かった生命そのもの、有難い賜り物である。痛みによって、痛みを通じて、疲労回復が行われ、身体は復元されていく。

筋肉が疲労し硬く縮んで本来の働きが滞ってしまっているのである。疲労回復が図られるためには痛みが発揮されなければならない。え〜っ？　でもMさんは「痛い、痛い」と訴えられていたではないですか？　いや、そうではない。彼女が訴えていたのは健全な筋肉がダメージを受けていたからで、実はそんな箇所は治療の対象にはならない。治療の目標は疲労し硬く縮んだ筋肉、自発的に痛みを出し疲労回復できなくなった働きの鈍った筋肉、そこから痛みを取り出してやることなのである。疲労した筋肉は須らく痛みを隠し持っている。その隠れた痛みを見つけ取り出す。それが技である（傍点筆者、以下同じ）。

「痛い、痛い。でも、何でそんなところが痛いんだろう。滲みるような痛さ」。意外なところに隠れている痛み、そこが疲労が蓄積し慢性化した筋肉なのである。そこから痛みを取り出す。Mさんの脚が一気に軽くなり息を吹き返したのは、私がこういう手続きを行ったからである。身体が自然に、自発的に行えなくなった疲労回復を人為的方法で私が聊かお手伝いした。そういったことである。

実際の治療のやり方を概略示しておこう。

硬く鈍く、弾力を失い、働きの滞った筋肉に働きかける。その滞りを解けばよいだけの話なのである。私のやり方は野口晴哉氏の整体法にある「愉気法」をヒントにしている。要するに滞っている箇所を見つけ出し通路をひらく。道をつける。それだけである。

強い力で押圧しているわけではない。全く押さないわけでもないけれど、私の手が触れて滞りが解けていく経過の中では、相手は滲みるような痛みを感じるらしい。その痛みを取り出すために、私は色々なことをやっているようだ。筋肉を引っ張ったり、捻ったり、また関節を動かしてみたり。そうやって観察（結局のところ、私は手を通じて相手の身体を観ている）、変化を引き出す。

痛みが発揮されると、そのあとが何とも軽快な感じになる。だから痛みも決して不快なものではないはず。痛快というやつだ。別段、難しい技術ではない。慣れれば何でもないことだ。

筋肉に蓄積した疲労を除く。これは蓄積の程度によって容易なものもあれば難問になる場合もある。登山や運動会のあとの疲労のように一時的なものなら、休養を取り、自然の経過を待てば勝手に解消されるのが通例である。しかし、日々の生活の中で蓄積し利子が嵩み、もはや返済困難になったMさんのようなケースが多数あると想像されるけれど、病院の整形外科で為されている今日の治療が殆ど何の効果もみられないというのは驚くに当たらない。そもそも痛みを抑制する鎮痛剤は痛みを発揮し疲労回復する働きを殺ぐわけだから無用、むしろ逆行、当然ながら害をなしている。そんな薬を、痛みを訴える患者とみれば誰彼かまわず処方するのは一種の詐欺行為が罷り通っているといわねばならない。いったい如何なる所存によって処方しているか、現場の医師に弁明を訊いてみたいものである（註1）。

一向に効果がなく治らないから、またまた病院へ日参する、結果的に大いなる経済効果を生んでいるとは何とも皮肉なことである。今日的には、もしかするとメデタイことなのかもしれない。医療費は保健診療になっているから大して自分の腹は痛まないということもある。これでは国が食いつぶされていくのもやむを得まい。

痼りに手が届く

Hさんが訪ねてこられたのは、二〇一二年三月のことだった。前の年に母親の治療を引き受けた縁があって、今回はその息子さんを診ることになった。彼は三十六歳の働き盛り。昨年には目出度く結婚もされたそうだ。ところが、このところ調子がおかしい。実際には半年以上前から左の腰に違和感があって、脚がなんとも重い。スムーズに前に出て行かない。

Hさんは西東京の大きな町に住んでいる。彼が住んでいるマンション三階には繁盛している大きな整骨院がある。スタッフが二〇人ほどもいて、患者が目白押しの状態だそうである。彼は治療に半年ほども通ったのであったか。だが、思ったような結果が得られなかった。そのときは気持がよいのだそうである。ラクになる。ところが二、三日すると何とも耐え難くなる。ツラクなる。そこで、またまた整骨院に出かける。これで本当に良くなるのだろうか？　これでは同じことの繰返しではないか。良くなる見込みなんかないんじゃなかろうか？

そこでHさんは、あらためて病院に出かけたそうである。脳・神経科（を看板に整形外科も併設）クリニックを受診。そこも大いに繁盛しているところで長い時間を待たされたが、レントゲン検査などの末、結果は「異常ナシ」ということだった。当人がおかしいと訴えていて「異常ナシ」というのも奇妙である。そこでは湿布薬が出されたが、治療の方針などは語られずじまいだったようだ。「やはり腰に問題があるのかなあ。リハビリのようなことをやってみるべきだろうか」と医師からは曖昧な答えしか返ってこない。こういったケースには病院では、やはり有効な手だてはないのであろうか（註2）。

Hさんが次に通われたのがスポーツ整形である。運動選手などのリハビリ専門病院で、国際級の著名選手なども通ってくる。知る人ぞ知る大変有名なところ、らしい。Hさんのご近所には色々治療のための施設がある。町の活性化が窺えて頼もしいかぎりである。

そこでもX線検査、さらにはMRIで詳細なデータ解析が行われたそうだ。それによってリハビリ用メニューが作成される。スタッフによる指導があり、そのメニュー（例えば繰返し運動一〇回、それを五セット）を家でも一日何回か行うということになる（註3）。

Hさんは数回そこに通われたそうだ。ところが、課される運動が半端じゃない。それですぐに効果が確認できるというものでもなかった。おまけに、そこは平日のみの営業なので仕事を休んで行かねばならない。それも難問であった。

さて、Hさんの治療だが、こちらも、さしたる困難はなかったのである。

Hさんのケースは硬く鈍く凝っているところが二カ所あった。脚の後側の付け根、座骨神経のところに一カ所、もうひとつは仙骨の脇にあった。

そこにジワリと迫る。痛みを取り出す。すると見違えるように脚が軽くなった。なーんだ。こんなに簡単に良くなってしまうんだ。Hさんは拍子抜けしたみたいである。これはまことに心外（むろん悪い意味ではない）といった表情。

もっとも、これには実は技が隠されている。ただただ凝った筋肉に迫っていって痛みが取り出せたわけでもない。布石を打っておくわけである。そこに通じる筋肉の系統に遊びを作っておく。受け入れ態勢を準備しておく。そのあとから肝腎の箇所に迫っていくのである。これをやっておかないと痛みを取り出すことが難しい。

一ヶ月後に二回目の治療を約束した。訴えにあった症状は取り敢えず解消しているわけだから、必ずしも切羽詰まって治療を必要としている状況ではない。ただし、問題の痼りが完全に消えてなくなっているわけではないから、予防的な措置として治療をやっておく意味は充分あるわけなのである。

さて、この一ヶ月どうだったのであろう。Hさん自身の言葉をかりれば調子はきわめて良好だったとのことである。この間、新婚夫婦は多摩動物園に出かけた。そこでライオンバスに乗るために全力疾走を試みたそうだ。その際にも心肺機能はバクバクでへたってしまったが脚の方には全く何の不都合もなかったという。

さて、二回目も前回同様の治療である。

痼りに私の手が届く。そこでHさんが面白いことを訊ねてきた。どうしてそこが分かるんですいくらか、と。そこが分からないで、どうして治療が出来るんです？　そこはむしろ私が訊きたいくらいである。

Hさんの話では以前に通っていた整骨院では何人かのスタッフから治療を受けたというのである。ところが、その誰からもそこにそのように触れられたことがなかったそうだ。治療は流れ作業のようで、どうやらマニュアル化されているらしい。

治療は手がそこに届かないと効果がない。その辺りではダメなのだ。当たらずといえど遠からず、なんていうのは全く意味がない。その一点、まさしくそこに手が行かないとむずかしい。またそこに行きつきさえすれば結果は歴然たるものである。

最後にHさんが言われた。先生の技を、あの人たちに教えてあげられないものでしょうか？

実は、私もそれを切に願っている。

医療の原理と経済原理

医療の原理ということがあるだろう。たとえば痛みについての生理の解明。疲労と痛みの相関について先に述べたことは、このような問題への言及である。原理について、それを忽《ゆるが》せには出来ないだろう。臨床は概ね原理に沿って進められなければならない。仮に方便のようなことがあったにしても、だ。

現在の整形外科における痛みについての診療が鎮痛剤による麻酔的効果を謳って為されている以上、それは原理的にも誤っているのではないか。その驚くべき悪評の拠ってくるところを自ら解明しなければならない責任があるのではないだろうか（註4）。

にもかかわらず、病院の市なす賑わいを、私たちはどのように理解すべきなのであろうか。それにはもう一つ別の原理を考えてみなければなるまい。経済原理による囲い込みである。それは健康幻想をばらまき、検査づけ、薬漬け態勢を堅持していくことだろう。それによって元来は治療を必要としない人までが囲い込まれる。しかも体を為していない治療だから治るわけもなく、治らなければ治らないほどに繰返し訪れてくれるという有難い仕掛けなのである。もちろん、費用回収は取りっぱぐれなきよう健康保険を始めとする公的支援の形をとる。公的支援が鍵だ。無尽蔵のプールがそこにある。これにて自動回収システムが完了する次第である。

このような市場独占の旨味に「待った！」を掛けようとする動きもある。例えば、私のような田舎の治療院にも、こんな広告（株式会社クドケン）が送られてきたりもする。

それには、まず「先生は治療院経営でこんな間違いをしていませんか？」とある。

「治療院が繁盛しないのは自分の技術が未熟だからだ。腕が良ければ口コミだけで患者さんの行列ができる。患者さんを早く治してあげられると患者さんは満足する。上記に当てはまったら先生は治療バカかもしれません」

「治療技術と治療院の経営状態はさほど関係ない。一昔前は治療技術さえよければ繁盛した時代がありました。しかし、現在ではライバルが乱立し新患は減少、治療技術のない大手には何故かお客さんが沢山押し寄せます」

「小さな治療院に儲かって欲しい。そう思い「繁盛治療院レシピセミナー」を企画しました。このセミナーを収録したＤＶＤ二枚組を無料で差し上げます」

内容の要約が以下に載っている。

「ダメダメ治療でもその通りやれば繁盛する成功レシピとは？」

いきなり過激な惹句が踊る。ダメダメ治療で成功、繁盛とは一体どういうことだろう。治療を受ける患者は、これをどう受け止めたらいいのであろう？　公然と詐欺紛いの文言が垂れ流される。そうしたものが氾濫する状況に馴らされ麻痺した頭脳には、こんな謳い文句も案外カッコイイものに映ったりするのであろうか？

「自動的にファン患者さんが増えていく仕組みとは？」「意外と知られていない新規集客の全貌を公開」「圧倒的に患者さんが心を開く問診とは？」「先生が薦めたメニューに一〇〇％お客さんが答えてしまうプレゼン治療とは？」「仕組みで繁盛する治療院がやっている裏側」

このような項目が一一並んでいて、これによって七〇〇を超える治療院を大儲けさせたと豪語する人物は、業界の風雲児なのであろう。医療が頽廃するなかで巨大なパイを奪い合う事情が丸見えといえる。医療への信頼が地に落ち、人を食い物にする言論が飛び交う日々である。いやはや、同じ人を食うなら、むしろ人を食った愉快な法螺話など聞いてみたいものである。そもそも、病院や治療院に人が押し寄せる、行列が出来るとは一体どういうことなのか。閑古鳥が鳴いている状況こそが、むしろ健全なのではあるまいか。

どのように技は習得されるのか

治療のことに話を戻そう。

筋疲労に関わる治療の難易をいえば慢性化の度合いが深ければ深いほど困難を余儀なくされる。身体が異常を抱え込み、呻吟しながら耐えている期間が長ければ長いほどダメージは深まる。それが一般則といえる。

故に疲労といっても様々な次元の疲労があるということである。例に挙げたような極めて簡単なものがある一方、もちろん一筋縄でいかない代物もある。しかし痛みを取り出す原理が分かっていれば、その道筋を辿っていくと、逆にその特異な疲労が手に取るように分かってくるともいえる。そのように身体に触れてゆく。すると、そこに未だ知られざる大いなる鉱脈、研究領域が眠っているともいえるだろう。

そもそも筋肉に触れもしないで、いったいどうやって治療するのだ？　それを伺いたいものである。身体に直接触れてみれば極めて簡単。それを皆なぜやらないのか。手仕事を疎かにして、自分で苦労することをしないで、薬で全て解決できる、治せると思っているのか。そういった方向を一途に目指そうというのだろうか。これではまるで「二階から目薬」みたいな話ではないか。それればかりではない。薬による副作用、汚染の進行は身体そのものを深く傷つけていく。薬の投与を安易に考えることがそもそもの誤りである。薬の投与はその都度、身体を戦場に変えているという認識が必要なのだ(註5)。

身体に直に触れてみる。相手が生きていれば(死体でなければ)、命の気配が伝わってこよう。それは柔らかさ、体温、温もりとして感じられるはずである。少し注意を凝らしてみれば、相手が息を吸ったり吐いたりしていることも分かる。呼吸を通じ伝わってくる相手を受け止めることから対話が始まるのである。そのことを通じて、自ずから、それが治療ソノモノにもなっていく。

通り一遍のマニュアル手技で触れてみても何も分かりはしない。そんなやり方で千人をこなしても何も分かって来はしない。時間の無駄。触れて通じて相手の声を直に聴くのである。患者さんに触れて、千回も触れさせてもらって、相手の声に耳を澄まして聴いていれば、自ずから分かってくる。筋肉に触れるだけで、手で分かるようになる。

官許の資格によってプロになるわけではない。それは始まりでしかない。現場の臨床経験、千回の失敗から学んで老熟する。それしか手がない。だから一回一回、お一人お一人との手を介しての対話が掛け替えないほど重要である。

患者さんの難問から教えてもらう。それが何より好い契機になるのではないだろうか。

私の場合、脳卒中のNさん（男性、当時五十歳代）から学んだことが大きなキッカケになっている。もう三〇年も前のことである。当時はまだ脳の研究が今日ほど進んでいなかった。脳神経の再生は知られていなかった。だが、卒中から何年もが経過していたNさんの手がどんどん動くようになっていった。それが私の出発点になった。「麻痺した箇所から隠れた痛みを取り出す」着想と技法は、ここから始まっている（註6）。

目指すべき地平

筋肉自体の異常によって起こる様々な疾患を総称してミオパチーと呼んでいる。その中には進行性筋ジストロフィーのような難問もある。内分泌が関わるもの、薬害によるものもある。薬の投与によって痛みを発症しているケースは私自身も経験しているが、おそらく全国的に多発しているものと思われる。

筋肉が収縮して用をなさなくなる状況は通常ならば筋疲労が関わっているわけである。最近の話題では「むずむず脚症候群」など笑い話のような命名までが登場している。もしかすると「痒いの痒いの飛んでけ症候群」なんていうのも出てきそうな気配である。痒いのも、むずむずも痛覚経由、痛みとして扱ってよいわけである。そういうありとあらゆる筋肉の問題（いわゆる自己免疫疾患、多発する難病など）解明に「隠れた痛みを取り出す方法」がひょっとして重要な基礎的役割を果たすことになるかもしれない。

近年の新たに拓かれた研究分野として脳があげられる。その成果には例えば脳内の情報伝達物質の解明が進んできたことなども挙げられる。それをコントロールする薬の開発が新たな医療分野として注目されつつあることも事実であろう。疲労や痛みに関する問題をそのような観点から見直そうという試みもなされている。また遺伝子の研究成果を医療に応用していこうという動きもある。

そういう研究が人間について新たな発見をもたらすことは疑いようもないけれど、もっと身体に直接向き合い、直に身体に触れて分かるということに我々はもう少し熱心になってもよいように私は思うのである。対象として突き放した、科学的客観的な見方でなく、もっと親しみ深い、血の通った身体感覚を取り戻すことを通じて見ていく必要があるのではないか。そういったアマチュア的感覚、当事者意識を通じて相手を、世界を感じ取っていく感性が少なくとも医療にとって重要なのではないか、そちらの方こそが、むしろ主軸でなければならないのではないか、そんなふうに私は考えるのだ。

私たちの働きは何より筋肉に依拠している。頭を使っても筋肉が疲労する。全身の筋肉が均等に働くわけでなく特定の系の筋肉が働く。そして働けば疲労する。疲労が心地よいものであれば健全に回復能が働いているのである。その疲労の〈質〉を問うことが今日的課題であろうと思う。働き方、生活の仕方、労働環境のあり方が取りわけ重要項目となるのではあるまいか。

現代文明が生み出す様々な風景。それは自らが良しとして選択した生き方がもたらした結果である。良かれと思って蒔いた種が必ずしも望ましい成果を生むわけではない。むしろ、思いも掛けぬ不都合な結果を現出するのは、我々の想像力そのものの性格に対する無理解、理解が行き届かなかった由縁であろう。

人間の重大な本質として〈誤る〉という問題がある。誤るとは自由という可能性を手に入れた代償でもあるけれど、せっかくの自由を活かすには誤りに対して不断の検証をやり続けねばならないということでもある。無防備に前進あるのみでは、いつの間にか自由が自分たちの命取りとなろう。「あっ」と言う間に奈落が口を開けて待っているということにもなりかねない。今日の異様なストレス社会は我々が目指し選択した文明が結果としてもたらしたものである。誤りの検証を怠った結果、誤りの複合体、澱の如きものが文明の底深くに沈殿してきている。文明がすっかり疲労・頽廃してしまったといってもよい。それは即ち、我々が知恵の光から見放されてしまったということなのだ。

身体感覚を取り戻すことが大切である。心地よい疲労の中にたゆたう幸福というようなものに身を任せることがあってよいのではなかろうか。

昔の農作の労働は過酷なものであった。けれども、その中にも木陰に憩う幸福があったはずである。そこには極楽の余り風が吹いている。天上からヒバリの囀る声が聞こえる。それらと共にある生き方がそこにはあり、それが永遠に続いて欲しいという願いがあったはずである。将来、子孫たちへの期待、願い、困難の中にも希望がある。永続を願うのは保守精神だが、そこには希望もあったわけだ。労働には希望がなければならない。それでなければ、我々は終に疲労によって押し潰されてしまうだろう。徒労に耐えることは我々人間には如何にも耐え難いことのように思われる。

働くことと休むこと、そのバランスが重要、肝腎であろう。心臓は働き続けて百年でも止むことがない。実は強力な収縮の後に見事な弛緩がセットされている。疲労を溜め込むことをしないから働き続けることが出来る。筋肉を観察し続けて思うことは、わずか三〇年くらいの間にも日本人の身体事情はおおいに変わってきているのではないかということである。変化は時代とその環境が生み出したものである。過剰なストレスが生活から潤いを奪い、緊張を強いられる。そういう今日的あり方はそれ自体が特殊な状態だろう。人間の可能性、そのあるべき姿をあらためて考えてみるべきときにきているのではないか、そう私は考える。

掛け替えのない身体・傷つきやすい命

筋疲労と痛みに焦点を当ててここまで考えてきた。疲労や痛みは四苦、生老病死の全てと深い関わりがある。その中核にある問題である。

一日の仕事を終え、風呂に入って寛ぐ。心地よい疲労に身を委ね、その日一日に満足し感謝する。やがて訪れる深い眠りが疲労回復を促し、明日には新しい目覚めがあるであろう。また以前なら、ひと夏の烈しい労働、それには冬場の長期間の湯治が相応しかった。疲労には、それぞれ労働に見合った回復が求められる。労働と疲労回復はバランスが肝要である。

疲労回復にはタイミングも重要である。慰安的なマッサージだって、むろん意味のないことではない。ありとあらゆる疲労回復術が効果のほどは別としても考えられてきたのである。それらにも大いに敬意を表することにしよう。

けれども、ここではそれとは別、そのことを治療の根幹として積極的な医療技術として捉えてみたのである。筋疲労を手繰ることが、実は我々の人生そのもの、生老病死をトータルに捉える視点を我々に提供してくれるとの考えからである。

疲労が蓄積し強ばった筋肉の中から痛みを取り出す。筋疲労を痛みを通じて取り出す。これが私の方法であり発見であった。けれども、この方法は私だけのものではないはずである。長年治療に携わり深く学ばれていれば、定式化されていなくとも、治療技術の要諦を、その治癒の原理を、暗黙のうち会得されている方が少なからずいられるのではないだろうか、いないはずがないと思う。それでなければ治療など出来るわけがないからである。そのような実践をすでに為し得ていられる方には、この際、是非とも名乗り出ていただきたいと思う。これはおそらく現代医療のあり方とは異なる新たな治療の基礎付けになるはずである。私たちは、この掛け替えのない身体をもっと慈しまねばならないだろう。科学実験の対象物ではないのである。生身の傷つきやすい命そのものとの親密な語らいを、私たちはもう一度取り戻さねばならない。

註1　鎮痛剤を出すのは患者が要求してくるからだという医師がいたので大変驚いたのである。それなら無用だから出せないと説得すべきであろう。それをしないのは患者をバカにしているからか。これは愚民との結託というべきものだ。当人は本当は出したくないという。結構なことだ。しかし、それなら痛みに対して如何なる対処をしようというのか。私には彼のいうことが全く理解不能である。

註2　病院はここでは鑑定だけをやっているのである。骨董商が壺の鑑定をするように。診察・診断ならば治療と一体に組み合わされていなければならない。「異常ナシ」は体のいい門前払い、厄介払いである。だが、それなら病院の存在理由はいったい何なのだ。

註3　ＭＲＩは保健適応三割負担で五七〇〇〇円掛かる。保健から一三三〇〇〇円が支払われる計算。制度として医療費に歯止めが掛からぬ仕組みになっているのであろう。高度医療を可としているかぎりは。経済としての面もさることながら、「高度」の内実の検証を試みる必要があるだろう。

註4　赤外線で温めたり、重しを掛けて牽引したり、様々なことが為されるようだが、鎮痛剤の投与と原理的に矛盾していないだろうか？　それならそれで一貫した考えが示されなければならないはずだ。

誤った治療によってさえ治っていくから厄介なのである。治るのは身体に備わった自然治癒力の働きである。また本当に治っていなくとも慢性化によって痛みが軽減、あるいは消失するケースが考えられる。理想的とは言い難い問題解決だが、それも身体に備わった取り敢えずの一つの解決方法なのである。そのような場合、例えば足首の捻挫など、関節や筋肉の可動域が狭まっていれば本当の治癒ではない。慢性化と考えるべきである。証拠は、そこに痛みが隠れているから明瞭なのである。

註5　身体は自分自身を防衛する。今日これほど大量の薬が投与（当然その中には副作用に繋がる危険極まりない処方がいくらもある）されても、我々がなんとか無事に生き延びているのは、まさしく自然治癒力の御蔭といってよいであろう。肝臓はじめ、様々な器官が働いてくれての首尾なのである。しかし当然ながら、身体は悲鳴を上げていることだろう。薬の消費が治療のためではなく、いつの間にか経済活動ソノモノになっていたということに、我々はそろそろ気づいてよい頃なのではあるまいか。

註6　学ぶこと、生きることの本質は、自身が直面している難問に自分で答を見つけ出していくことである。自分にとって何が問題なのか、それを知ること、そしてそれに答えること、それが学ぶこと、生きることだろう。それが難問であると理解する。壁を自覚することが何より大切なことだろうと思う。その壁と格闘しているうちに、突然あるとき手がズブズブ壁に入っていくようになる。鉄壁と思われていた硬い壁が柔らかいモノに変じている。突き抜ける。そうなればシメタモノだ。

これは特別なことではない。生まれたての赤ちゃんが母親の乳房に吸い付いて教えられもせず乳を飲む。赤ちゃんは難問にみずから答を出す。お茶碗と箸で食事をとるのだって最初は難問で、ところがそれを誰もが克服している。その難問が大切なことだと分かれば人は解決策を見出すのである。問いを避け、難問を棚上げ、生きることを放棄し、それでは人間が滅んでしまうことになる。

第三章　風邪は自然の贈り物

息穴を開ける……藤沢周平ワールド

気のいい飲んだくれ亭主、六助は酔っぱらった挙句、毎度、見ず知らずの輩を伴って、住まいに戻ってくる。酔えば気持がおおどかになって誰彼かまわず連れ帰ってくるわけだが、引き受ける女房にしてみれば、亭主の連れてくる客はいわば招かれざる客、厄介ごとソノモノである。ところが、そんな厄介ごとを亭主ともども面倒見てしまう太っ腹、おおらかさが女房おはまにはある。そこらが長屋のかみさんの真骨頂ともいえるわけである。この女房おはまの目を通して語られる「うしろ姿」（藤沢周平『驟り雨』新潮文庫所収）という作品に注目すべき乞食婆さんが登場する。ある夜、亭主六助が連れてきた……。

物語では、婆さんを引き受けることになって次々生じる厄介ごとがユーモラスに語られる。そうしたなか、あるとき夫婦の幼い娘おけいが熱を出す。放っておけば命にも関わる事態である。その危機に臨んで真価を発揮したのが意外や乞食婆さんなのであった。少し長くなるが引用させてもらおう。切羽詰まる臨場感を、藤沢氏の名文・名調子にて是非とも味わっていただきたい。

「お前さん、ちょっと来とくれよ。おけいの様子が変だよ」

六助はあわてて立つと寝間に行った。おはまが病気の子供にかぶさるようにして、のぞきこんでいる。

　さっきまで静かだった子供が、ぜいぜいと短く荒い呼吸をしていた。時どき眼をひらき、その眼をくるりとひっくり返すようなことをする。

「こりゃだめだ。先生のところに連れて行こう」

「だって、あそこまでは遠いよ。だいじょうぶかね」

　おはまは泣き声になった。六助は無言で子供を抱き起こそうとした。すると、うしろから声がした。

「こんな寒い晩に、外に連れ出したら死んじゃいますよ」

　そう言ったのは、ばあさんだった。ふりむくと、ばあさんが襖につかまって部屋の中をのぞきこんでいた。六助はうろたえて、子供を床にもどした。

「でもよ、このままじゃ死んじまうぜ」

「どれどれ」

　と言って、ばあさんは寝部屋の中に入ってきた。膝をついて子供の様子をなめるように見た。ばあさんは落ちついていた。すがるように見つめている夫婦に、ばあさんは湯を沸かしてと言った。おはまがとび立つように部屋を出て行った。

「息穴が狭くなって来たのでね、これは。でもだいじょうぶですよ。あたしゃこんなふうになった子供を何度も助けたことがありますよ」

「ほんとかね。たのむぜ、ばあさん」

と六助は言った。少しもあわてていないばあさんが、このうえなく頼もしく思われた。ひとつかみほどしかない身体が、急に大きくなったように見えた。六助は部屋から首をつき出して、早くしろよと台所に声をかけた。

するとばあさんは、湯はあんたが沸かしなさいよ、おかみさんには湿布をあてる切れをこさえてもらうから、と言った。六助はあわてて台所に走った。

ばあさんは、子供の胸に根気よく湿布をあてた。子供の胸が赤くなったほど、熱い湿布だったが、取り換える時期などにコツがあるらしく、おはまには手出しさせなかった。とぎれないように、釜に湯を沸かさせ、黙々と湿布の布を取り換えているばあさんを、六助とおはまは手を握りしめながら見まもっているしかなかった。

明け方になって、子供の呼吸はおだやかになった。子供は一度だけ眼を開き、そのあとすやすやと眠った。

「もうだいじょうぶだね。あとは寒くしないように寝かせておけばなおりますよ」

ばあさんは確信ありげに言った。子供の様子をみれば、それが信じられた。おはまは思わず涙ぐんで、熱い湯でまっかになったばあさんの手をとった。

「ありがとよ、ばあちゃん。ごくろうさんだったねえ。さあ、寝てください」

六助もあわてて立ち上がると、茶の間にばあさんの床をとった。ひと晩眠らなかった家の中に、白っぽい朝の光がさしこんできていた。

狼狽《うろた》える夫婦を尻目に落ち着き払ってテキパキと指示を出す。陣頭指揮に立って仕切る婆さんの存在感はまったく圧倒的である。頼もしい。

「息穴が狭くなって来たのでね、これは。でもだいじょうぶですよ」

知ったかぶりや虚仮威《こけおど》し、そういう次元から出てくる言葉ではソモソモないであろう。現に婆さんのやり方を見ていれば、胸に罨法《あんぽう》を施し呼吸器を開き、必要な息を補うための的確な治療がなされている。それによっておけいが自分の体力を発揮し危機を乗り切っていった様子がここにはつぶさに描かれていよう。ひと晩まんじりともせず、皆が娘の容態を気遣い、このようにして一つの峠を越える。身を持って身体を通じ、こうした経験から何か大切なもの（いわゆる免疫というものも然り）を、かつて私たちは手に入れていたのであろう。

ところで、こういったやり方を、もしかすると時代遅れのなにやら迷信じみた禍々しいイメージで捉えるむきが、最近はあるかもしれないのである。子供が熱を出したら、まず病院へ連れて行かねばならない。小児科専門医に診てもらわねばならない。そう考える。そんな人が増えてきているようにも思われる。それにも実は無理からぬところがあって、それには様々な事情が関わっているといえる。

まず何より、若い母親が一人で熱に苦しむ幼児と向き合っている状況を考えてみれば、その不安に耐えるのが如何に容易ならざることかは想像に余りある。元気なときはよいのである。しかし、熱が上がり、「眼がくるりとひっくり返る」ような事態になれば、そういった普段見ることのない身体のもつ生々しい面に怖気《おじけ》をふるうのは、むしろ当然のことであろう。「息穴が狭くなって」などと涼しい顔でいえるのは「こんな子供を何度も助けたことがありますよ」といえる経験者だけである。

さらに、最近では医療の側から様々なアナウンスが届けられる。そこに如何なる意図があるか、巧まれていたか、例えば「子供が高熱を出すと髄膜炎になる危険がある」という広報は、不安を抱える多くの若い母親たちにとって疑いもなく過剰に、過敏に反応せざるを得ない情報発信であったといえる（註1）。

としたら、もしも子供が熱を出せば、まずは病院に駆け込むのが正解ということになる。いわば専門家に丸投げで、取り敢えず、肩の荷を下ろす（註2）。そもそも日常の家事をこなし、平日は定時に出勤しなければならず、そのうえ不定期ながら時折子供が熱を出す。こういう事態の中で子供に寄り添い、ひと晩まんじりともせず、容態を見守り峠を越えるのを待ち続ける……。そんな悠長なことをいったい誰に求められよう。もしかすると、そこらあたりが今日では普遍的課題として問われて良い状況であろう。せっかく授かった子供だけれど、もしもこの子さえいなければ……、そんな不穏な想像が頭の隅を過《よ》ぎったとしても不思議ないというのが、私たちを取り巻く現在の社会情勢かもしれないのである。

風邪は共生の証明である

「どうぞ風邪など召しませぬよう」、また風邪を引けば「どうぞお大事に」このようにお互いが相手を労る。これがふだん私たちの交わす挨拶である。風邪を引かぬよう注意を怠らない。これはたぶん大切な心掛けである。しかしながら、風邪を引いたからといって罰せられるわけでもなかろう。風邪を引かない人などいるわけがないからである。

風邪を引くと、いったいどんなことが起こるのか？　これはヴィールスや細菌の話ではない。身体がどんなふうに感じているのか、そうした経験のことを問うている（註3）。

咳が出る。喉が腫れる。鼻が詰まる。鼻汁が止まらない。寒気がする。熱で頭がボーッとしている。体中が熱い。頭痛が酷い。関節痛。筋肉が痛いなど。そこでは様々な症状を私たちは経験しているはずである。

なかには舌が赤く腫れたり、また皮膚に発疹が生じるということもあるかもしれない。風邪の最後には、必ず少々下痢をしてスッキリということを毎度繰返す人もいるかもしれない。

風邪には、いささか苦痛を伴うことがあるかもしれない。

頭痛。喉が腫れて痛い。関節痛というようなもの。しかし、咳をするたびに喉が痛いという人がいる半面、気持よく咳が通るたび快感に似たものがあるという人もいるようだ。また、関節痛も息を吸うごとに、それが何やら快痛といえるものになっているという人もいるのである。熱のせいで感覚が鋭敏になり、そんなふうに感じているのかもしれない。また、詰まっていた鼻の不快な感じが、鼻汁が出始めるや、それが快に転じていることもある。また下痢で出し切ったあとのスッキリ感など言わずもがなだろう。とすると風邪を一概に苦痛をもたらすものと単純に決めつけられない要素がないこともなさそうである。風邪はそのように一筋縄でいかない現象である。また何より、高熱を発し、やがて発汗がおこり、熱が下がったあとの虚脱感は天国的な心地よさではあるまいか（註4）。苦痛ではない。それどころか快中の快である。その快を得るための途中経過を、身体は苦痛と感じ、快へ到る道行としているのかもしれない。

ところが、このような風邪を敵視し征圧しよう。そういう考え方が一方にある。それが今日では支配的な思潮であろう。

たとえばインフルエンザの脅威を殊更に言い立て、莫大な資金を湯水のように投じて、国家的な戦略としてインフルエンザ対策をやっていこうというのである。しかしながら、インフルエンザは終に天然痘のような脅威にはなりえない。様々な手法を採り入れ、国民を瞞着・洗脳しようと試みても、やがては化けの皮が剝がれるときが来るだろう。要は、全く何の意味もないワクチンに資金供給させることが目的である。国家的な規模で行われる詐欺行為といってもいいかもしれない。背後にワクチン製造に携わる企業、製薬資本、それに関わる団体、政治勢力があることはいうまでもない（註5）。

そもそも、インフルエンザを征圧することなど不可能なのである。それどころかヴィールスとか細菌を一概に敵視する考えが根本的な誤りであろう。もちろん厄介な面もある。しかしながら、われわれ人類と彼等は長い歴史をともに生きてきた同士である。むしろ、ひとつ環境を一緒に生きてきた〈友〉ともすべき相手だろう。生態学的には共生ともいうべき現象である。その本来の友を敵としてのみ、熱心に征圧を試みてきたことには何やら奇妙な勘違いがあったに相違ない。われわれはおそらくトンチンカンな滑稽を演じてきている。これを差しあたり、現代文明の大迷信とでも言っておこうか（傍点筆者、以下同じ）。

自然治癒力発動の引き金

これは、つい先頃の話である。長らく親しいお付き合いのある方から治療を頼まれた。申し訳ないけれど家まで来てもらえまいかという。相手は八十をいくつか越えたお年寄りである。伺って話を聞くこととなる。
Iさんは布団に伏していた。挨拶もそこそこ、その第一声は
「もう、くたびれてしまって……」
というのである。

Iさんは、この三ヶ月ばかり栃木県の実家に行っていたらしい。そしてこの間、妹さんの介護に当たっていた。結局、妹さんは亡くなられて、葬式まで取り仕切り(そうせざるを得ない事情があったのであろう)、こうしてやっと帰ってこられたということである。それなら、くたびれて当然ではないか。くたびれないほうがおかしい。

帰ってくると、次の日から動けなくなった。どっと疲れが出た感じ、熱が出て、身体のフシブシが痛くなった。そこで私にお声が掛かったというわけである。

診てみると、成程、あちらもこちらも筋肉が強ばっている。まず、当人が痛みを訴えるところに触れると、「ああ、そこそこ、そこが痛いんです」というわけである。そういうところに触れてもらうと、そのあとがサッパリして気持がよい。そもそも痛みは自然治癒力の発揮だから、これは疲労回復の気持よさなのである。だから自分で痛みを感じているところは、実は勝手に疲労を解消しようとしているところ。本当に必要な治療は、むしろ自分自身で自覚できない痛みを感じていない疲労部位を拾い出すことが肝要である。隠れた痛みを取り出す。そこが肝腎なのである。

彼女のケースでもそういったところが沢山あった。頭部、足首、大腿部、股関節などに意外な痛みが掘り出され、本人もビックリされた。首、肩、背部などには自発的な痛みがあった。なかでも最初の訴えは左手首におこった痛みだったが、そこは自分で解消できる疲労だったわけだ。

そういったところはホンの少し後押ししておくだけでいい。硬く鈍くなっているところ、その奥に痛みを隠しているところが盲点になっている。そこが治療の要点である。そういった箇所に隠れた痛みを取り出し、ようやく全身が寛いで身体全体に調和が戻ってくる。その夜、Iさんは久しぶりといえるほど深い眠りをむさぼられたようだった（註6）。

身体に疲労が蓄積する。

疲労とは、端的に言えば、筋肉の強ばりである。筋肉が収縮して働きが鈍ってしまう。そうなれば血行も滞り、神経の働き、即ち感覚も鈍ってしまう。そういう事態をいったいどうしたらよいのか？

まずは休息をとることだろう。休息によって疲労回復を図る。更なる疲労回復の妙薬は睡眠であろう。深い眠りから目覚めた朝、まるで新しい命に出会ったような新鮮な気分を味わわれた経験をお持ちの方は少なくないはずである。

そして更に、更なる、取って置きの疲労回復が、実は風邪を引くことである。

風邪を引くと、いったいどういうことが起こるのか？　Iさんのケースでは、まず熱発があって、身体のフシブシが痛んだ。痛みが出たのは比較的軽度の疲労部位で、自ら痛みを発することで疲労回復、傷んだ箇所の修復活動を開始したのであろう。これは怪我したときなどに起こる炎症反応と同じと考えてもよい。細胞中にヒスタミンのような化学物質の分泌があって疲労回復が行われた。これらはいわば免疫反応の一環と考えてよいわけであろう。

風邪を引いて熱を出す。熱が出ることによって身体内部での化学反応が促される。活性化するのである。そういう働きで疲労物質が排泄される。臭くて粘ばい汗が出たり、臭い色つきの尿が出たりして、身体中の大掃除が行われるわけである。そういう排泄があった後は、当然ながら、身体はサッパリ浄化され、清らかさを取り戻し、甦ったような気分になる。このように発熱には重要な意味が隠されていたことがわかる。解熱剤の安易な使用などは当然誤り、邪道であることが分かろうというものである。

さてさて、こういったことだが、こうした一連の経過の大切な引き金になっているのが風邪を引くということである。風邪を引くとは、ヴィールスや細菌に感染するということでもあるが、それによって身体は大切な復活劇のようなことを演じている。その舞台設営のキッカケをヴィールスや細菌が助けてくれている。一つの環境を共にする大切な仲間たちとは、実にこのことである。

顕微鏡の中で増殖する小さな細菌を見ていると不気味な侵略者のように思える。それを否定するつもりはないが、実際は彼等も地上に共に生きる仲間である。麻疹も、おたふく風邪も、水疱瘡も、いわゆるインフルエンザでも、上手に感染し免疫を獲得することこそが、そのまま地上で生きる資格である。むしろ、それなしには我々の健康は成立しないといった方が正解かもしれない。インフルエンザが次々と柔軟に型を変えて捉えがたいなどということも、実は案外重要な意味を持っているともしかすると考えた方が当たっているかもしれない。

このように考えてみれば風邪を引く意味が全く違って見えてこようというものだろう。何より大切な命の核心、そのことと不可分の問題として風邪は存在しているということである。「邪」の語感に惑わされてはなるまい。避けて通れるものではない。排除できるものでもないのである。

我々の日常、日々の生活を送るなか、徐々に疲労が身体に蓄積してくる。それが一定の閾値に達したら身体は考え始めるだろう。この荷物を何とか下ろして身軽になりたいものだと。

そこで身体は内から外へと眼を転じ、外界に通じる回路からヴィールスなり細菌の如きものと交信し出合うのであろう。新たに生まれ変わるための充電のようなものと考えてもそれほど間違ってはいない。充電中は熱に喘ぎながらも、蝶が蛹のなかで変身を遂げるごとく、黙って時間の経過に身を任せ、やがて新たに生まれ変わる。疲労を排泄し終えるのは、いわば脱皮といえる。ヘビが古くなった皮を脱ぎ捨てるように。それは、まさしく新たな命の更新であろう。

だからこそ、風邪の経過には忌みごとが必要である。日常生活を停止して、身体の声に耳を澄ます。身体の中では、いまこそ賑やかに祭りが執り行われている。身体にとって、風邪を引いている期間は日々の穢れ、疲労を払うハレの日である。ハレ、すなわち祭りなのだ。としたら、この間だけは仕事、日々の労働は休みにしていただきたい。ゆっくり寛ぎ、休息に甘んじて、なにより身体の言い分に寄り添うべきであろう。

それでも風邪を引かぬようにというのは、社会の側からの要請といってよいのである。風邪を引いて休まれると仕事に穴があく。組織の共同作業の一画に突然空白が生じると問題は当人一人のことでは済まない。全体が機能不全に陥るわけである。そこでそうならぬよう風邪を引いて休まねばならない事態を避けるよう、そうした要請、縛りが暗になされているのだといえるだろう。それは不断の緊張を暗に強いてくる。もしかすると、そのことを強迫的に受け止めるよう求められてさえいるのかもしれない。私たちは風邪など引いていられないように心の深いところを暗示によって縛られている。以来、身体の要求は、そしてそれは自然と同義だが、社会の側からの要請の前に身を屈した形になっている。うかうか風邪など引いてはいられない。仕事に絶対「穴」は空けられないぞ、というわけだ。

しかしながら、休息こそは命の権利であろう。働いた後には休息が必要である。さらには睡眠。風邪を引くことだって、ときに応じて（註7）引き受けるべし。これらは私たちが健康に生きるための必須条件である。

冒頭に掲げた小説のなかに描かれた世界は、そうした自然の要請を受け入れていた時代の一齣であるといってよい。そんな情景は六〇年代くらいまでは、私たちの周囲にいくらでも見られたのである。むしろ、それが普通であった。その後、経済成長とともに風邪を引いて休むなど以ての外ということになってしまった。休むものは弱者として淘汰される。働き続ける丈夫さこそが美徳とされていった。身体という自然が徹底的に抑圧され、あるいは収奪されていった歴史を垣間見ることができるであろう。疲労の極でさえ休むことが許されず（註8）、働き続けて過労死といったことまでがおこった。いつぞやの宣伝コピーには「二四時間、働けますか」などという馬鹿馬鹿しい（禍々しいというべきか）ものまでが登場してきた。

現代では風邪は征服・征圧の対象となって、まずは解熱剤・鎮痛剤が振舞われる。鎮痛解熱剤として名高いアスピリンの登場は今から丁度百年前である。今日、とりわけ我が国ならではの特徴といえるのは、タミフル、リレンザの盛んな投与であろう。これもいわば自然に向けて仕掛けられた戦争といえる。身体に向けて空爆をやっているようなものだ。近代百年の歴史。そのなかで田畑にはふんだんに農薬が振舞われた。そして我々の身体に向けては鎮痛解熱剤を始めとする多種多様の薬が垂れ流される。また、インフルエンザワクチンに到っては、いまや国を挙げての迷信の流布・洗脳といえよう。そのことに誰もが口を噤む。まるで「裸の王様」のような世界の話なのである（註9）。

風邪の効用、風邪を介して治療を行う

そろそろ偏見を脱し、身体との関係、自然との折り合いを修復しなおそうではないか。風邪と

いった現象についても、再考してみるべきではないのか。

大きな地震（二〇一一・三・一一）を経験して、私たちはあらためて自然の脅威というものを目の当たりにしたばかりである。けれども自然は脅威には違いないが、あらゆる豊かさの源泉でもあった。津波になって押し寄せるときがあるかもしれないが、海は大漁をもたらしてくれるものでもあった。それどころか、命そのものを生みだし育んだ我々の故郷でもある。脅威に怯えて堤防の嵩上げのみを考えるとしたら、実は自然の持つ大切な半面をも切り捨てることになっているかもしれない。もっと自然に親しみ大きく自然を抱き取るような在り方を考えるべきだろう。というより、それはそもそも話が逆で、我々の方が自然の懐ろに抱かれて生きることを考えるべきではあるまいか。


Gさん（男性五〇代）は浄土宗の僧侶である。脚が痛くて、どうも困ったと治療に来られた。具合の悪いのは左脚だそうである。膝が痛くて正座が出来ない。色々と工夫をしてきたけれど、最近はいよいよ困って、お勤めも椅子に座ってやらないといけない。

ところが、詳しく訊いてみると事態はもう少し複雑なようだった。痛いのは膝ばかりではないのである。腰も太腿も脛も、どこもかしこも痛くて、というより何処が痛いのかがハッキリわからないのだという。もう、持てあまして、できることなら、脚だけ身体から取り外し、どこかにぶら下げて置きたいくらいだそうである。

何処が痛いか分からない、そういうのは身体が混乱している状態である。治療には集中が必要だが、ここを治療していたら、別のところから治療要請がやってくる。ここを放り出して出向いていくと、また別のところから声が掛かる。そういった状態では治療は成立しない。

そこで、この混乱を整理してやる必要がある。交通整理のようなことをやって、身体が治療をやっていける筋道を立てるわけである。具体的にいえば、要するに強ばった筋肉を丹念に探し出し、弛めて、脚全体の系の調和を回復していくわけだ。

治療は週に一回。何回か続けて快方に向かっていた。ほぼ、治療も一段落といった頃、そこに新たな事態がおこった。Gさんが風邪を引いたのである。ひとしきり熱が出て翌日治療にみえた。

ここでGさんは大変興味深いことを語られたのである。

「新しい痛みが出てきました」

痛みが出たのは、こんどは反対側の右足である。右足首の外側に痛みが出た。

ここは以前に事故で負傷した箇所なのである。バイクの転倒事故で傷めたのは十年以上も前のことだ。そこは触れてみるとチョット独特な感じになっていた。筋肉が硬く痩せて骨に貼り付いている感じ、感触が鋼鉄の強ばりだった箇所である。勿論、足首は固まって動かない。関節の用をなさず、つまりは事故の後遺症が慢性化した状態になっていたわけである。そこに新しい痛みが出てきた……。

触れてみると確かに感触が違っている。突っ張って硬く無愛想だった筋肉に柔らかさが兆している。まるで長く閉ざされた冬に、春の芽吹きが生じたかのようである。私はその筋肉に手を入れてみる。すると、さらに痛みが出てくるようである。そのようにして痛みを取り出し、筋肉を揺さぶり、足首を動かしていく。

すっかり固まり、動く気配のなかった足首が、徐々に動き出したのはナカナカの見物であった。十年以上もの間、凍りついていた足首が驚くなかれ、動きを回復したのである。身体が自分で熱を出し治療をはじめたわけだろう。左脚がほぼ満足のいく状態に達して、今度は放置されたままになっていた右足の治療もやらなければなどと突然新たに気づいたのかもしれない。実に味なことをやるものである。

身体が本来なら恒常的に保つべき体温を二度、三度、四度と上げていく。風邪によって発熱する仕組みの不思議に、我々はもっと深く思いを致す態度があって然るべきだろう。風邪は疲労回復を助けているが、それだけではない。熱により免疫細胞が活気づき癌細胞を退けることも細胞レベルの研究では知られている。身体はつねづね我々の意識の届かぬ場所で働いてくれている。生命の深層で営まれている驚異について、我々はまだ殆ど何も知らされていないのかもしれない。十年以上もの間、死んだように横たわっていた筋肉が突然甦り、再び働きはじめる。こうしたことが風邪を契機としておこる。そんなことも、これまであまり知られていなかったことだろう。

Tさんのこと

Tさん（女性五〇代）とは随分と長い付き合いになった。かれこれ十年以上にもなるだろうか。御縁をいただいた契機は膠原病である。

膠原病が治りますか？　あるいは癌が治りますか？　あるいは治せますか？　そういう質問を受けることがある。腰痛が治りますか？　治せますか？　それでもいい。

こういう質問に応えることは実は大変むずかしい。質問している人は、もしかすると、膠原病という厄介きわまりないモノ、そういった邪魔っ気な実体を切除するかのように、真っさらな自分に返してくれる、そういうことを期待しているかもしれないのである。そんなことはできっこない。

病気というのは、その当人の命と不可分のモノである。だから当人が自分で担っていかなければならない。軽々と、持ち重りすることもなく、悠々と担っていければ、さしたる問題ナシということである。もし、ひとりで担えなければ、誰か代わりに担ってくれる。そんなことはありえない。あくまで自身で担うのである。

治せるんですか？　膠原病のような病気が……？

まさか他人の私に治せるわけなどないのである。治すとしたら当人が治す。自分自身の身体に宿る神秘な力が、それを可能にするかもしれないというだけである。ある時は痛みを通じて、またある時は熱を帯びて、治癒力が旺盛に働きはじめるときがあるということである。

私は病名に応じて治療を考えたりはしない。病名として分類されるのは単なる便宜からである。身体の事情は各人に固有の履歴・経験ソノモノ。だからこそ身体を観る。そして相手に寄り添い、治癒力を引き出す工夫をするわけだ。

さて、Tさんの最初の印象はすこぶる独特なものだった。

まるで表情がない。どんよりとくすんだ感じ、動きが鈍い。何かものぐさで愚鈍、疲労が身体を隅々まで重たく深く充たしている、そんな印象だった。

それでは身体に触れてみた印象はどうか？　これもすこぶる付きの独特であった。筋肉に独特な突っ張った感じがある。触れても、それを押し戻してくる感じが、とにかく非常に弱い。ひとの身体でなく、何か重たい材木に触れているような気がしたものである。

話を聞いてみると辛い記憶が犇めいている。とりわけ大学受験の頃から学生時代が不調のピークであったらしい。殆ど授業が頭に入らなくなっていた。慢性的な疲労状態、不眠が続いていたようだ。その状態で頑張っていたわけだから、さぞかし身体は悲鳴を上げていたことだろう。

実は、彼女の不調の始まりは、さらに時代を遡る。学齢前、既に肩こりや筋肉痛や関節痛のようなことを経験していたというから尋常ではない。彼女は半世紀以上の間、自分の不快な身体と円満ならざる日々を過ごしてきたことになる。

現在のTさんは、日々快調といいたい、が、そうではない。やはり、まだ不快な感じを抱えている。けれども、その不快感に翻弄されることはない。また現在の彼女は少なくとも決して愚鈍ではないだろう。それどころかリピトールの問題に対しても一歩も引かず（註10）、その正体を見極めようとした姿勢は充分に知性的、人間として生き方の立派な見本を示したといえるほどのものである。とはいえ、Tさんの治療は実際容易なことではなかった。この間、ほぼ十年の付き合いが経過し、まだ、やるべきことが残っている。

Tさんの身体の特徴を一言でいうと、風邪を引きにくい身体だということである。風邪をなかなか引かない。もしかすると、いつも風邪を引き掛かっているような状態なのかもしれない。恒常的な不快感とはそういうことかもしれない。というより、やはり真っ当な立派な風邪が引けないということだろう。

それでも何となく熱っぽく、体温計で計ってみると熱はないが、体の芯が重懈《おもだる》いような状態になることはある。これがTさん流の風邪である。貧弱な、出来損ないの風邪ではあるけれど、身体のあちこちに痛みが出て、そこに発疹（註11）のようなことがおこる。こういう経過を辿ると、その部位ではなにがしか皮膚が潤い、筋肉にも柔らかさが戻ってくるといった感じ。

彼女の場合、風邪の気配が起これば三、四日くらいで軽快に経過していくということはまずなかった。一週間から十日、二週間、ことによると三ヶ月もそんな状態が続いたこともある。そういうなかで、それなりに熱も出る。こうなれば、こちらはチャンスである。痛みの出てきたところに働きかけ、どんどん変えていけばよい。

こんなことを繰返しながら、身体の大掃除のようなことをやってきたのである。現在はもちろん材木に触れる感じではない。血の通う人肌、筋肉に変わってきている。それは見違えるばかり。最後に残ったのが、右手中指から肩、頸部にかけての系の強ばり。その治療にもう一年くらいはかかりそうである。

引きつけ対処法……脳活起神法

さてさて、どうやら風邪は従前考えられてきたようなものとは実は本質を異にするもののようである。むしろ、それは私たちが健康を全うするために用意された不可思議、魅惑的な装置のようだ。そこでは命の復元、甦りのようなことが当たり前のように行われる。この自然の贈り物の真価を活かす方法を我々はもっともっと研究してみる必要がありそうである。

だが、ここでこの問題に深入りするわけにはいかない。最初の話に戻って、子供が高熱を出すケースの臨床について記しておこう。詰まるところ、風邪の効用とは発熱を促し、蓄積した疲労の排泄に大切な役割を果たしていること、さらには、それを通じての大切な免疫の獲得、まずはこのことに尽きる（註12）。

だから、解熱剤を用いて熱を下げようなどというのは、身体が要求しているソモソモの根本動機に水を差すことになる。むしろ、暖かくして寛いで、熱を上げる工夫をするべきなのである。何より、身体の要求に寄り添う姿勢、態度が必要である。熱は必要な排泄を終えれば自然に勝手に下がるようになっている。心配するようなことでは毛頭ない（註13）。こうして自分自身の体力で乗り切り、身に帯びた免疫なら抜群の実力を備えたものになる。

しかしながら、小さな子供が熱を出し、眼がくるりとひっくり返ったり、目の前でチアノーゼみたいなことが起これば、誰だって取り乱し、狼狽えないわけにいかない。経験のない若い母親が悠然と構えてなどいられるわけもない。そこで、こんなとき必要な取っておきの技を、ここに紹介しておく。乞食婆さんの心、ならぬ老婆心である。

Sさんのことは忘れられない。かれこれ十年ほども前のことだ。何と、真夜中に出張先に電話してきた。

当時、深夜○時過ぎに出張で治療に伺うというようなことがあった。Hさん宅に特殊な事情があり、こちらもまだ若かったということもある。Sさんは、そんな深夜にHさん宅に電話を掛けてきて私を呼び出した。それほどの差し迫った事情があったというわけである。

「済みません。お呼び立てしてしまって」

Sさんは少し慌てている。Hさん宅の電話番号を家内に尋ねて、わざわざ深夜に掛けて寄越したわけだから、余程困った事態に立ち至っている。

Sさんは息子J君の件で電話をしてきたのである。

J君は当時四歳、あるいは五歳くらいだったろうか。少々過敏な体質で、しばしば熱を出した。それも高熱を出し、その都度、引きつけ(痙攣)を起こして大騒ぎになる。意識がなくなったりして重篤感があるから、母親の方がパニックに陥ってしまうわけである。冒頭に取り上げた「うしろ姿」のおけいちゃんの症状に、もう一つ、引きつけが加わるとどうなるか、考えてもらうと分かりやすいかもしれない。

「あたしゃ、こんな子供を何度も助けたことがありますよ」婆さんなら、こんな危機だって無論のこと何度も切り抜けてきている。子供の熱性痙攣といわれるものは一割くらいの子供が経験しているとも言われているから決して特殊な例ではないのである。こんなときにも悠然と胸を張って「あたしゃ、こんな子供を」と言えなければ、それこそ虚仮威《こけおど》しでしかないわけだ。

こういった痙攣が小児になぜ起こるのか。その説は色々だろうが、それをたちどころに治めてしまう技術が整体法には伝えられている。これは脳活起神法とややもすれば大袈裟な命名だが、効果は実にその名に恥じぬものである。その方法を、私はSさんに教えておいた。簡単な手ほどきをしておいた。J君が今度また引きつけを起こしたらやってみてください、と。

そして、その機会、チャンスがいよいよ巡ってきたわけである。

電話の向こうではJ君が熱に浮かされているわけであろう。いま、まさに、引きつけを起こしている。「眼がくるりとひっくり返ったり」したかどうかは分からないが、そんな状況である。ところが、やってみたが上手くいかない。そこで電話を掛けてきた。

脳活起神法とはどんなものか、概要を説明しておこう。

「方法は簡単、けいれんの場合は、どちらか一方に首を曲げています。そこで仰臥にして、両中指を頸椎二番（頸椎一番には棘突起がないから、一番上に触る首の骨）に当てて、引張りながら顔を真上に向け、さらにもう一度、アゴをつき出すようにして、力が頸椎二番に集まるように引張ります」（註14）

Sさんは一応、理屈では分かっている。ただ、こんなものだろうと分かってはいても、実際の経験があるわけではないから、本当のところが分かっているわけではない。理屈で分かるのと「身のこなし」で分かっているのとは別物である。身体のことは「身をもって」分からないと、なかなか実効をあげられないものだ。そこでSさんは縋る思いで電話してきた（註15）。

そこで、私がSさんに告げたのはホンの一言である。その内容はここには敢えて書かない。しかし、Sさんは見事に危機を乗り切ったようである。翌朝、いただいた電話では、言われた通りにやってみると、すぐに感じが変わったという。J君の呼吸が俄かに穏やかになり、コトリと眠りに落ち、それからスヤスヤ眠り続けた。Sさんも、ホッと胸を撫でおろしたそうである（註16）。

乞食婆さんに伝えられていた経験知は決して特殊なものではない。その場に居合わせた母親おはまさんも十年、あるいは二〇年もすると「あたしゃ、こんな子供を何度も助けたことが」などと言い、胸を張って病人に寄り添っていたりするかもしれない。また、それはおけいちゃんの四十年後であるかもしれない。実は、整体法の脳活起神法も民間に伝承されてきた、そういう知恵を洗練したものであるに過ぎない。それがいままさに失われようとしているのであろう。身体を通じて伝えられてきた経験知を我々は惜しげもなく捨ててきた。そういった経緯がある（註17）。

実は、Sさんの経験は医療の原点の何たるかを語っていよう。これは身体について基本的なことを少し知っていれば、実は誰にでも出来ることなのである。簡単とはいわない。だが、誰にだって出来る。こうしたことを足場に、そこから医療は再出発すべきだろう。その上に知識も技術も積み上げていくべきだ。我々は自分自身の身体を、そのようにして取り戻さねばなるまい。医師だって、いや医師なればこそ、全ての医師はこういう技術が常識的に分かっていなければおかしいのではないだろうか。それが他人の身体に、さらには心に触れる最低限の資格という気がするが如何なものであろうか。

ことは風邪への対処ばかりではない。身体という自然に接する礼のようなことが現代人にはもはや分かりにくいものになっている。田畑には農薬、病気に対抗するために新たな薬の開発を。それしかないという考え方から、生命あるいは身体ソノモノに対する信頼が生まれるわけはあるまい。そうしたことの復活と再生に、この文章が資するものであって欲しい（註18）。

註1　これは高熱のせいではなく、実は解熱剤の副作用であったことが判明。非ステロイド性抗炎症剤系ジクロフェナクナトリウムを含むもの。ボルタレン（バルティス）などの薬剤が原因であった。

註2　小児科医が足りない。不足していると騒がれたことのいわば裏側にこういった事情があった。こうした事態に政治は小児科医の急遽養成を図って対応しようとするが、その考えは、いかにも的外れといえよう。だが、事実はそのように動いていくのだから現状はいっそう容易ならざるものとなる。

註3　ここでは風邪という概念をやや大雑把に捉えている。インフルエンザA香港型、豚インフルエンザ（H1N1）などと素性を細かく分類するのではなく、麻疹やおたふく風邪、肺結核その他、要は身体が様々な環境要因を生き抜くなかでの闘い、適応していく姿を、すべて一括りに考えている。天然痘と季節性のインフルエンザを同列に風邪と扱うことには、もちろん無理があるが、身体自身の闘い、身体の側からの展望ということでは異なる対応が為されているわけではない。要するに、細菌学ヴィールス学の立場からではなく、身体側から受け止められた現象、経過について、ここでは述べている。

註4　このような身体的、野生的な経験を、我々はいとも簡単に葬り去ってきた。これはいわば生の核心的経験の放棄ともいえる。

註5　『インフルエンザワクチンはいらない』（母里啓子著　双葉新書二〇一〇年）には「厚生省とワクチンメーカーによるインフルエンザワクチン需要検討会という会議が毎年開かれ……（略）……その

年のワクチンの供給量を決定する」とある。これは「流行状況によって供給量を決める」のではなく「どのようにしてワクチンを売るかについて話し合われる会議」とのこと。「会議のモットーは『アプローチの仕方によって、需要はいくらでも喚起できる』」というものだそうだ。衣料業界の「今年春の流行は」といった需要喚起と同じことが、こちら医療業界でも行われている。

註6 実際の治療は翌々日と一週間後三回行われている。初回は本人が痛みを訴える箇所を主として、また最後の回には、むしろ隠れた痛みを取り出すことが主になされている。

註7 風邪は引きたいからといって引けるものではない。身体が必要を感じて引くわけである。だから身体の感受性が鈍っていれば引かない。また元気であれば引いても症状には現れず不顕性感染のまま免疫を獲得していたりする。熱を出して休むような風邪は身体の疲労蓄積と環境条件が織りなす出会い、因縁に依って生じると考えればよいだろう。

註8 「休む」は「怠ける」に似ている。しかし根本的に異なるものである。

註9 再び『インフルエンザワクチンはいらない』から。そこにはワクチン行政に関わる様々な不思議が詳細にわたり描かれている。それは殆ど妄念が闊歩しているかのごとき様相である。先頃、話題になった子宮頸癌ワクチンについても明快なコメントが記されている。著者の母里氏は国立公衆衛生院・疫学部感染症室長を務められた疫学の専門家。

註10 第五章「リピトールをめぐって」参照。

註11 発疹は疲労物質の排泄と考えればよいだろう。

註12 慢性化が進行している箇所を蘇生させる、慢性化した器質疾患の治療などは今後の可能性であって、いまだ技術が一般に普及しているとは到底いえない段階である。今後の研究が待たれる領域とい

えるだろう。

註13　先にも述べたけれど、高熱によって小児が髄膜炎を発症するという報道がなされたことがある。調査の結果、それは解熱剤の副作用であることが判明したが、報道に触れた若いお母さんのアタマの中に高熱＝髄膜炎の条件反射が出来上がる事態が生じてしまったようである。「綸言汗の如し」ではないけれど、マスコミ報道の威力は思いがけぬほど深く心に達して、暗示し、その振舞いを制約する。よくよく注意が必要である。このようなマスコミの垂れ流す害毒を中和するには、情報を検証し、真実の情報によってキチンと書き換え、訂正する必要があるが、そういうことが成立するためには国民のなかに健全な批判精神が基礎的な力として培われていなければ不可能だろう。取り敢えず言えることとは情報の鵜呑み、これが一番アブナイということであろうか。

註14　『整体入門』野口晴哉著　ちくま文庫。

註15　「身のこなし」で分かっているのと「知識」として知っていることとは全く別の次元の問題である。弦を弓で擦って音を出せばいいと分かっていても、それでヴァイオリンが弾けると思うのは勘違いも甚だしいわけだし、ヴァイオリンを歌わせるには、やはり技が必要で、その技を習得する鍛錬から「身のこなし」が生じるわけである。身体を歌わせるのだって技が必要。こんなことはいうまでもあるまい。

註16　その後、J君は同様の引きつけを、もう二度だけおこしたそうである。その際のSさんの落ち着きぶりはナカナカのものであったようだ。自分自身の力で危機を乗り切ったという自信は大きい。私は彼女に整体法の体系的な技術指導などはしていない。いわば裸の感性、あるいは母親の直感のようなもの（その懸命さ）に導かれて切り抜けたのである。

引きつけは、脳への血行の滞りによって起こるものだと思う。もう少し血液を送って欲しいという要求である。そこで上頸部（第二頸椎）を寛げる、そういう姿勢を取らせるとアッという間に症状が改善されてしまう。即ち、そういった姿勢を身体が身につけてしまうと、もう引きつけを起こさなくなる。Ｓさんは J君がまた引きつけを起こさないかと手ぐすね引いて待っていたが、以後は残念ながら一向におこらなくなってしまったそうである。

註17 子供が熱を出すのは生きるための必須要件である。「うしろ姿」の物語世界ではそれをそういうものとして家族が引き受け、大切に伝承していたわけであろう。そういう価値ある経験、そういった肝腎の場面に目をつぶり医療の専門家におまかせする、丸投げできるようになったことは確かに進歩である。自分自身で本来なら引き受けねばならないことを委託できる。なんと便利になったものか。だが、それが無責任、大人になることの放棄だろう。こういう経験放棄は、一方、権力にとって勿怪の幸いということにもなる。権利を放棄してくれれば、それだけ囲い込み（近代医療による）が容易になるからである。

我々はこういった生きることの原点になるような経験を、これから一つ一つ取り戻していかなければならない。Ｓさんが経験したようなことから始める他ないのである。まずは当事者として現場に立つところから……。

註18 こういった知識・技術の伝承に携わる場が必要であろう。地域で知恵を交流する中核になる場所として保育園のようなもの……、例えば、保育士などが当然のように身につけているべきなのか。また、それは助産所の延長上に、それらが統合されたようなものになっていくとよいのか。いずれにせよ我々の社会に課せられた、これからの課題であろう。

第四章

仁術から算術へ

――鎮痛・解熱剤が医療を産業に育てた

鎮痛・麻酔薬の発見

近代医療の目覚ましい成果の一つに麻酔がある。麻酔は近代の特許というわけではないが、麻酔によって痛みをコントロールすることで手術が自在となった。また今日、終末期医療においてモルヒネのような麻酔が広く用いられているのも周知の事実である。

どうも人間は痛みに弱い。痛みは人間の泣きどころである。痛みから逃れたい。死んでしまえば痛みはないけれど、生きていても痛いのだけは勘弁してもらいたい。

そういう意味で大変便利な都合よい、夢のような薬が、およそ百年前に開発された。二〇世紀の百年、この薬アスピリンは文字通り世界を席巻した。高い信頼性に支えられ、多くの感謝と賛辞が贈られた。鎮痛と解熱、アスピリンに続いて多種多様の薬が開発される。それによって多くの病気（その症状）が克服されるかと思われたのであった。

絶大な人気を誇る鎮痛解熱剤。その効果に疑義を差し挟むことは私にも少々勇気のいることである。ただ、このような絶大な支持を得たものは同時に危険を内包している。抗生物質が乱用されることになったと同様の問題、権力の乱用が悲劇を生むような。

「人間は痛みに弱い」と書いた。痛みに対し、からっきし意気地がない。しかしだからといって、もし痛みがなかったらどうだろう。ズバッと袈裟懸けに斬られて、痛みを感じなければ致命的なのである。人間の活け作りのようなものだ。痛みがあるから異常を察知し、回復への機序が働くようになる。痛みこそ命の働きソノモノであって、これこそ「命あっての物種」「命こそ宝」、痛みがあってこそ、怪我や病気からの回復があるわけである。

随分むかしのことだが、野球中継を観ていたら、脚にデッドボールを受けた選手がいた。どうなるかと思っていたら、ベンチから男がやってきて、患部にスプレーをかけている。やがて選手は一塁ベースに立って、ゲーム再開となったのである。

これを痛みの克服というのかもしれない。痛みを応急的に麻酔する。しかし本来ならばこれはおかしい。痛みに働いてもらい、患部を安静にして寄り添う。それが正しい対処法である。奇妙な教育（暗示）がテレビを通じてもやられていたわけだ（傍点筆者、以下同じ）。

手術の後、麻酔が切れると痛みが生じる。しみじみ痛みを味わい安静を保てば、治癒にいたる経過が早い。痛みは命の働きだからである。こんなことは誰もが知っている常識であると思う。

痛みを何とかできないか？　痛みから逃れる術を研究する。もう一つ、何とか死なない工夫ができないものだろうか？　現代医学に求められたことは、端的に言えばこの二項目に要約できるのかもしれない。そして、いまや痛みをコントロールすることは末期癌の患者に対してさえ有効な処方が確立している由を聞く。死なない工夫もｉｐｓ細胞などを利用した再生医療の進歩により、いよいよ手が届くときが近いのだろうか。身体に操作を加えることで自然に由来するはずの命も自在にコントロールすることが可能になってきたかもしれない。メデタシというべきだろう。

果して、本当にメデタイことかどうかは簡単にはいえない。『進化しすぎた脳』（脳科学者・池谷裕二氏の著作）が身体という自然の奥行きと保守性を理解し得ず、勝手に都合よく理解したうえで都合のよい操作を加えていく。そうなれば、それこそ取り返しのつかない不幸を生むことにもなりかねない。そんなことも当然予想しておかなければならない。

操作……オペレイションは手術のことでもあるけれど、自然を操作の対象として捉え、都合よく改変を目指せば、やがてそのツケはいつの間にかチャ～ンとまた我々のところに戻ってくる。このことは記憶しておかねばならない大原理であろう。河川をコンクリートで固めて生態系を死滅に追いやったのと同様、天に唾する行為。痛みをしっかり受け止め、うまく死んでいく工夫こそ、実は私たちが真剣に取り組まなければならないホンモノの主題だが、差しあたりは、ここでいま論じることではない。

整形外科病院にて

整形外科病院が忙しい。人が殺到していると聞く。整形のみならず、小児科、産婦人科も忙しくて医師が足りないという。

ここでは取り敢えず、整形外科について意見を言わせてもらおう。そもそも治療の方針が原理的に誤っていると思わざるを得ない。

患者が痛みを訴えると、殆ど例外なく鎮痛剤が投与される。方針はマニュアル化されているから、どこでも同じ処方がなされるのは、正しく平等で近代の恩恵に浴しているとはいえる。だが、その原理が誤っているとなれば、それは悲劇、もしかすると喜劇である。

痛みを訴えて患者がやってくる。まず、鎮痛剤の投与である。それで痛みが治まった。これは鎮痛剤の効果か？　差しあたりはそのように考えてもよい。しかし、やがて痛みが復活してくることもある。これは治っていない証拠。鎮痛剤により一時休止していた治癒行動が再び動き出したということである。鎮痛剤は治療しているわけではない。むしろ治癒力を妨げている。命の働きに冷や水を浴びせかけている。

否々、鎮痛剤でそのまま治ってしまった。鎮痛剤のお陰だ。そういう人もいる。だが、これは誤った処方にもかかわらず、勝手に治癒が進んでしまったケースであろう。こんなことはいくらでもある。

駆け出しの頃、治療家として未熟である時代、意外な成功体験をするものである。それを自分の手柄と思いたいが、どういうことが効果を上げたか自分でもわからない。全くのピント外れ、それでも患者は勝手によくなっていく。それが自然治癒力である。少し技量が上がってくれば、わざとピント外れな治療で実験することだって出来る。体力のある、即ち、自然治癒力旺盛な患者なら、こちらが誤っても勝手に治っていく。鎮痛剤が効いている間に勝手に治ってしまったなんてことは、別に不思議でも何でもない。

痛みがあれば治っていくのである。激烈な痛みでも安静を保ち、痛みを誘導していけば治っていく。この場合、経過が速やかなケース、滞って簡単でないケースがある。後者の場合は、背景に慢性化の問題を含んでいる。

痛みは故障、異常のサインである。そういう場合、問題は先送りされる。ところが、痛みがおこっても修復がうまくいかないときがある。そういう場合、問題は先送りされる。現状をそのまま保存する手に出るわけだ。そのうち折を見て治せばよいとでも思うわけだろう。それが慢性化。治っているわけではないが、痛みが消えてなくなる。それを治ったと錯覚、勘違いしているむきがあるのは全く残念なことだが、そこには痛みを何とか回避したいという切なる願いがあることも事実である。

ところが慢性化を放置しておくと、それによって二次的な故障が別な場所におこる。異常が伝播するのである。また保存されたはずの箇所が芽を吹いて痛みを再発する場合もある。季節の変わり目、風邪を引いて熱が出たり、そういうときには慢性化して鈍くなっていたはずのところが息を吹き返す。「忘れないで、思い出して、治療は終わってないですよ」と治療再開を求めてくるわけだ。それに対する近代医学の回答は、むろん鎮痛剤投与である。鎮痛剤は自然の治癒行動に水を浴びせ、混乱を助長し、治癒ではなく身体を鈍い方向へ慢性化へと誘導する。慢性化した身体が息を吹き返そうとすれば大人しく眠ってろと、またまた一服盛る。いわば医療という名のデス・スパイラルが仕掛けられてくる。

治療に一年、二年、通い続けて一向によくならないケースが少なくないのだそうである。そういう患者が病院であふれかえっている。そこにまたまた鎮痛剤が処方されるという。痛みが続いているかぎり、申し出があれば毎回、延々と投与され続けられるということである。慢性化の度合いは様々だろう。だが、いずれにせよ馬鹿の一つ覚えが鎮痛剤投与である。さぞかし、アスピリンは当惑していることだろう。贔屓の引き倒しと。

いったい、このようにして用いられた鎮痛剤の消費はどれくらいになるだろう。これがスタンダードの処方であれば全国で法外なものになっていることは想像に難くない。しかも数十年にわたってということなのである。

正しく適切に用いられていればまだしもである。考えなし、垂れ流しの濫用であれば、その責任の所在が明らかにされねばならない。これでよく国が滅ばなかったものである。いや、とっくに滅んでしまっているということなのだろうか?

ベルトコンベアーに患者が乗ってくる。鎮痛剤が処方されて一丁上がり。あるいは自動改札の如きものだろうか。大量の患者が動いていく。滞ることなく流れ流れて。そして、料金は自動回収される。医療の近代化、病気の大量生産・大量消費体制の完成であろう。そこで鎮痛剤が果たした役割は大変大きいといえる。なにしろ治すよりも鈍らせることに終始してきたのだから。

何故、身体に触れないのだろう? 痛みの訴えに直接触れてみようとしないのだろうか? 痛みを訴えている身体が実際どうなっているか、なぜ直接《じか》に触れてみようとしないのか？　直接に触れてもみないで鎮痛剤投与はおかしくないか？　痛みがあれば取り敢えず鎮痛剤。すると、魔法のように痛みが消えてなくなる。そのような期待。それは奇妙な迷信ではないか？　これはまさしく魔法である。百年間、我々が信じてきたまやかしだ。痛みに対する誤った理解が育ててきた不安が映し出した影である。

たとえば腹が痛い。そんなとき腹を押さえているうち治ってしまったという経験がないだろうか？　もっと身体と直接の対話をしてみるべきではないだろうか？　腰痛を足の指で治療するのは一般には思いつかないことだろうが、そういったことまで含めて、身体に直接もっともっと触れていくべきではないだろうか？　ひとりひとり、もっと自分の身体に親愛と関心を寄せるべきではないだろうか？

もしかすると近代医学は、からだを、命というものを、単に分解して分かったつもりになっていただけかもしれない。愛しいものとして寄り添い、抱きしめるような姿勢や態度に欠けていたのではないか。現代医学は今日、傲りと頽廃に見舞われているということがないであろうか？

解熱剤の発見

鎮痛解熱剤アスピリンの発明は近代医療を象徴していると先に述べた。鎮痛に続いては解熱である。このことについて考えてみる。

まず「熱が下がる」「熱を下げる」は全く別の事象を扱っているということだ。

私たちが風邪をひく。麻疹、お多福、インフルエンザ、区別はともあれ、風邪をひくと熱が出る。では、「なぜ」熱が出るのか？

なぜなら熱は身体の自然の働きで生み出される。「なぜ」という以前に、そういうこととして本来受け入れるべきものなのだ。「なぜ」が言いがかりなどではなく、真剣な問いとしての「なぜ」であるなら、その問いを退けることは無謀といえる。とすれば、ここに説明という方便が働いてもよいであろう。熱はいわば自然治癒力ソノモノの働きといってよい。今日的な言い方に倣えば、免疫的な働きなどによって熱が生み出される……。

ここで化学の実験室を思い出してみるのもいいだろう。化学的な反応を助長するために私たちはビーカーや試験管をアルコールランプで熱したりしたことがあったはずである。発熱は身体の自然がみずから仕掛ける化学的イベントということだ。

また発熱は危機をも表現していよう。日常に降り積もった疲労が身体を蝕んでいったとき、渾身の力でそれを跳ね返そうという意志であろう。それは翳りの生じた生命の再生であり、にぎやかな生命の祭りのようなものである。

本来、熱は下げてはならないもののはず。身体の自然が必要といっている。それを無理矢理下げるのは、いかにも無謀である。むしろ必要ならば熱を上げるのを手伝うくらいのことがあって然るべきである。

熱を上げる。その間に身体にはいろいろ大切な仕事がある。仕事が終われば熱は自然に下がる。下げなくても終われば下がるのである。

それでは下がる前に一体どういうことが起こるのか？　よく知られているのは汗をかくことである。粘っこい臭い汗をかく。化学的イベントで生じた排泄物を含むから臭い汗になるわけだ。風邪で熱が出るのは、要は、この仕事があるから。身体が溜め込んだ異物、疲労のようなものを排泄するために汗をかく。汗をかけば当然のように熱は下がる。汗をかくかかないは、いわば病気の経過を占う分水嶺のようなものであった。それを越え、汗が出ることを、昔の人は「ようやく峠を越えた」といって喜んだ。

子供が熱を出すということは昔からあった。いまに始まったことではない。そのようなとき大人たちは固唾を呑んで、その一部始終に寄り添ったのである（註1）。このようにして見守るなか、汗も出終わり（粘る汗が出終わると最後はサラサラの汗に変わる）呼吸が整い、「ようやく峠を越えて」皆はホッと胸を撫で下ろした。

このような命の一大イベントに立ち会う経験を今日の若い母親は持たない。それどころか、親世代、戦後生まれの団塊世代でさえ知らないわけだ。身体を内・外から温めて汗を出すことを知らず、解熱剤に頼るようになって、こういった肝腎の経験が我々の生活場面から急速に消えていった。

このように経験を通じて本当のことを知る機会がない。そういうところに断片的知識の提供が行われる。例えば、「高熱を発したら髄膜炎になるかもしれない」というような。こういう状況で深夜に子供が熱を出す。母親は一人で事態に立ち向かわねばならない。としたら、救急車の助けを借りる選択を誤っているとはいえない（註2）。おまけにインフルエンザ流行の季節なら、そういう母親は一人でないはずで、救急車の緊急出動ラッシュになっても何の不思議もない。この問題は小児科の医師が足りないというような問題ではない。肝腎のことを知らない愚かしさを、どのようにして返上するかという問題である。肝腎のこと、面倒で厄介なことを全て近代的医療システムに丸投げしてしまったということ。なるほど便利で快適にはなった。万事お任せ、人生の当事者としての苦労を全て丸投げ。気楽なものである。だが、これでは同時に驚くような軽薄と無知、愚かしい文明の時代になったというだけの話である。

さて、発熱それに続く排泄について記しておこう。

排泄はアウトプットのことだ。取り込みインプットがあれば当然アウトプットの問題が生じてくる。取り込みの最たるものは食事。毎日、私たちは食べて消化吸収する。残りを排泄するが、便秘があったりすると排便にはちょっと努力がいったりもする。取り込んでいるのは食い物だけではない。肺からは酸素を取り込む。酸素は細胞へ運ばれエネルギーを生み出す。その代謝から生まれる老廃物の排泄も行わねばならない。そのような作業が時々刻々滞りなくなされて、にもかかわらず排泄しきれない澱のようなものが蓄積する。そのようなものには、いわゆる発癌性のものも含まれるだろう。そういうものの大掃除、身体全体の浄化が時に必要となってくる。その最たるものが、即ち熱発による排泄ということだ。だから、そのときは少し苦しいところもある。身体全体が生まれ変わらなくてはならないのだから。これは蝶が蛹から出てくるような現象。あるいは、蛇がときおり皮を脱ぎ捨てるようなものである。そして、このように経過した身体は皮膚も透きとおるように綺麗になる。なにより気持がよい。晴々スッキリした気分になること請け合いである。

ところが最近は、風邪を引いても熱が出ない人が増えているのである。もう何年も熱なんか出たことない。そういう体質だと思いこんでいる人もいる。そもそも体温が低い。平熱が三五度ない人までいる。こんな不自然な状態が急速に広まってきている。こういう人は忙しい人である。過度の緊張に長らく曝されているケースも多い。交感神経から副交感神経への切り替えがうまくいかない。頑張りすぎで草臥れている人である。

熱が出たら仕事に差し障りがある。仕事に穴は開けたくない。熱が出そうになったら、まず解熱剤で押さえ込む。風邪くらいで仕事を休むようでは出世コースから弾きだされてしまう。学校時代から皆勤賞で褒められたなんてこともあったかもしれない。緊張、緊張、緊張。いつも張り詰めている。気を緩めることがない競争社会。こういったことは、全て我々の時代、環境が作り出していった思想といってよいだろう。ここで正しく解熱剤が真価を発揮しているということなのである。

熱を出したくない。熱を出したら負け。闇雲に日常にしがみつく。日々の平穏な生活を乱したくない。発熱という「自然の理不尽」から身を守る。こうした防御にとって解熱剤使用は実に見事にその目的に合致する。成程、発熱は自然の猛威、台風のようなものかもしれない。その猛威を手なづける。熱を下げる。解熱剤の効用は確かに自然に対する近代文明の勝利宣言のようなものである。

とはいえ解熱剤を使っても熱は出るときは出る。出るのは、実は自然で健康な働きだが、我々の社会通念ではソレヲ病気と名付けてきたわけだ。熱を出さないことをルールにした時点で、我々はすでに自然を従えたといえる。自然を克服したといってもよい。実際にはどうか分からない。従えたつもり、克服したつもり、ということである（註3）。

確かに緊張していると熱は出ない、出にくいのである。気が弛んで風邪を引いたりする。だから頑張り続ければ熱は出ない。働き続け疲労困憊しても熱は出ない。もはや、復元力が働かなくなっているわけだ。そこで、この先に当然のように突然死があったりもする。また近頃、われわれの社会で癌が増え続けている原因は発癌性物質の垂れ流しという現実を別にしても、発熱による排泄を避けようという風潮がその一因になっていることは疑いようがない。このように大切な身体を奴隷のように差し出す社会、自然克服の結末は否応なくヒトをモノのように扱う結果を招来することになる。こんな社会が誰にとっても幸福な社会であるわけがない。

確かに人類は自然を克服してきたのである。ヨーロッパ発の科学と技術がそれを可能にした。天然痘征圧に力を発揮したのは、正しくそのような思想であった。だが自然の征圧という技術が、今日ではかえって人類全体を苦しめることになっている。自然環境破壊はその最たるものだが、環境は外に広がるばかりではない。身体という内なる自然に対しても容赦ない攻撃を仕掛けてきているわけである。このような逆説、自縄自縛。鎮痛解熱剤の発明は正しく革命的ではあった。だが、まさにそれゆえ、その闇雲の投与は命に対する侮辱ソノモノでもあった（註4）。

草臥《くたび》れたら、悠々と熱を出して憩う。自然回復の祭りを楽しむ。そういうルールを自分たちの力で復活すべきであろう。子供が熱を出したら、大人は仕事を休んで祭りに参加する。皆で寄り添い「峠」を見守る（註5）。

子供の高熱を心配するむきはあるだろう。たとえば、引きつけを起こしたりした場合。目の前でチアノーゼ状態になったりしたら準備がなければ取り乱してしまう。このような場合、整体法には伝承された技術がある。整体法は野口晴哉氏の集大成によるものだが、そのなかにはいわゆる民間療法のエッセンスのようなものが凝縮されている。批判と検証を通じて採用された技術といえる。それを紹介しておこう。

引きつけを治めていく手技（脳活起神法）、この対処法を知っていれば髄膜炎を予防することにもなるだろう。これは頸部の滞りを通していく技術。前の章で既に述べたことでもあるが、大切なことなので繰返し記しておくことにする。

母親のSさんは四〇代で三人の子持ちである。その一番下、次男は学齢前、熱を出すと引きつけを起こす癖があった。その都度、母親は心配で心が締め付けられるようになる。そういう相談を受けて、実際に子供に寝てもらい、母親に手取り足取り、手技を教えるということをやったのである。

どういうことをやるのか？　簡単なことである。頸を引っ張る。それによって脳への血行の滞りを通していく。重要なのは第二頸椎の角度である。そのへんの微妙な度合い。これは簡単とはいえないかもしれない。それを会得するには術者と治療を受けるものの位置関係、術者の姿勢などが重要だろうか。それをSさんに実際にやってもらう。

Sさんが納得して帰って、ホンの数日後。実力を試すチャンスがめぐってきたのである。深夜一二時過ぎ、私はSさんの電話に呼び出された。例によっての引きつけである。習ったとおりやってるつもりだが、うまくいかない。狼狽えている。取り乱している。そこで私はチョットしたアドヴァイスを彼女に伝える。「こうしてみたら？　チャントやれてますか？」

気を取り直し再挑戦すると、すぐに結果が出た。子供は無事に「峠」を越して、いまはスヤスヤ眠っています。そういう電話を翌朝いただく。

その後、一度か二度、同様なことがおこったようだ。そのおりは狼狽えることもなく、無事に乗り切ったようなので、経験の中で身につけた知識や技術というものは相当確かなもののようである。子供の方も馬鹿馬鹿しくなったのだろう、その後は引きつけを起こさなくなった。メデタシ、メデタシということである。

Sさんは整体法の特別な訓練は受けていない。私の治療を受けたことが数回あるから、どんなふうに実際に身体に触れていくか、そこらの感覚は多少は感じ取っていたかと思われる。あとは私による手ほどきが一回。それだけで、その後、いきなり過酷な臨床の場面に立ち会うことになって、まさしく一所懸命で現場を乗り切ったわけである。

Sさんは特別な人ではない。普通の人にもこれくらいのことは出来る。一所懸命の結果ともいえるであろう。肝腎のことに全力で当たる。すると誰だって、これくらいのことが出来る。これを本当の知性、教養と考えたいものである。このような知識と技術を伝える責任があるかもしれない。最近、私はそんなふうに考えるようになって、日暮れて道遠しの感に打たれている。どうしたものであろうか。その準備をようやく始めたところなのであるが。

……ある人にこの話をした。すると、即座に興味を示してくれた。呑みこみの早い彼女は「ああ、そう。引きつけのときは第二頸椎のところを引っ張ればいいんだ」と早速納得していただいた。だが、納得していただいてはホントは困るのである。その知識の背景にどういう経験の蓄積、努力が隠されているかが分からないと、こういう知識は何の役にも立たない。第二頸椎を引っ張ればいい。スイッチ、ポン。それで上手くいくようなら何の苦労もいらない。こんな空虚な知ったかぶり、無意味な知識収集が、現代人の間では横行している。

自分が本当は何も知らない。そういう無知に気付いて身をもって一から学ぶ。そういう姿勢の大切さが今日では全く分からなくなっている。学ぶことで大切なのは、まずは姿勢と態度だろう。心技体というではないか。心も技も身体と一体のものとしてなければ何の意味もない。身のこなしとして丸ごと賢くなっていかないと手に負えないことである。

ある興味深いエピソード。いまや伝説的ヴァイオリニストのハイフェッツがコンサートを終えて楽屋に戻ってくると、男がやってきた。「いや、あなたのガルネリは大した楽器だ」。ハイフェッツはｆ字孔に耳を寄せ、答えて曰く「はて、私には何も聴こえませんが……」

楽器（銘器ガルネリウス）ではない。私ハイフェッツが奏でている。同じことである。知識ではない。知識を生かす智慧、体得した技が重要であり本質なのである。銘器である必要はない。難しいこともいらない。まず、自分で音階を辿ってみることである。そうすれば音楽を楽しめるようになる。自分自身が奏でる。自分の身体を自分で奏でる心と技を手に入れる。

現代人は自分の身体のことが全くわからなくなったのである。一つは近代という時代が身体を対象として便利に扱うようになったからだろう。身体は対象ではない。そこに人間が育まれる。そのような身体にどう触れていくか、私たちは一から学び直さねばならないのではないかと思う。肝腎のことを知らない。肝腎のことだけ解ってないというべきなのか？　そのくせ、余分などうでもいいゴミのような知識はあふれかえるくらい持っている。この本末転倒を正すことから、私たちは始めなくてはならない。

註1　臨床ということが医療の専門家、とりわけ医師に占有されている感がある。それをとりもどす必要があるだろう。痰を取り除く行為は医療行為だから該当者以外は出来ないといったようなことがあった。これはホンの一例だが、このような杓子定規、馬鹿馬鹿しい規定が山ほどあろう。高度医療ばかりが医療ではないのである。足下の医療が萎えることが人間力ソノモノの低下に繋がっていく。介護の現場などを考えてみれば、このことは一目瞭然だろう。介護士も看護士も医師の下働きではない。介子育てにしても介護にしても現場を支える人材を育て、知恵を共有し、皆の財産にしていかなければならない。

註2　高熱を発した際に、発汗を促して熱を下げる方法を整体法は伝えている。後頭骨のところを熱したタオルで温めるのである。後頭骨の奥に体温中枢を司る延髄があるから、その働きを補うというような意味合いがあるかもしれない。冷やして下げるのではない。冷やして下がるのはモノであって命ではない。

註3　「風邪を引いて熱を出す」という極めて自然で健康な現象を現代医療は「病気」と認定し囲い込んだのである。病気は治療しなければならない。熱は下げなければならないし、痛みは緩和しなければならない。とりわけインフルエンザの流行は恐るべきモノで、そんなものを蔓延らせてはならない。

ワクチンで予防しなければならない。こんなインチキな広告を掲げ、こうした背理によって現代医療は巨大な産業になってきた。

生徒が風邪を引いて学校を休む。そのような場合、医師にかかって認定を受けると欠席扱いにならない。地方自治体によって制度はまちまちかもしれないが、そういった事実もある。医療制度が社会の隅々まで遺漏なく浸透し、行き届いた様子と喜びたいところだが、これでは「熱を出し、ゆっくり休養」どころの話ではなくなってしまう。解熱剤が盛られ、タミフル、リレンザなども登場しないわけにいかなくなる。我が国では医療の名のもとに不正行為が実は日常化・制度化しているといってよいだろう。

若い医師たちは、そういう教育を学校で受けてきているのだろう。また、疑いを持たぬよう洗脳されてきているのかもしれない。昔の医者なら「黙って経過をみるように。温かくして寝ている。汗が出たら熱は下がる」と教えたはず。それが正しい対処法である。

註4　自然の克服という思想が西洋由来のもの、東洋には存在しなかったというのは鈴木大拙翁の重要な指摘であった。東洋では自然は克服するものではなく、寄り添い、抱かれ、一体化するを理想とする。

註5　子供が熱を出したときなど、今日では核家族が普通の家族形態になっていて、寄り添う人材が、何とも手薄になっていたことに気づかざるをえなくなった。子供の成長という観点から、それを支える環境の豊かさ、厚みがどんどん奪われていったのが、高度経済成長の時代だったというのは実に皮肉である。経済に特化した成長が自然破壊を、人と人との繋がり、信頼を破壊していった。これは不思議でも何でもない。当然の帰結でもあったろう。

第五章　リピトールをめぐって

吉田秀和氏の音楽評論

朝日新聞紙上『音楽展望』という欄は、長く続いていた連載である。音楽評論家・吉田秀和氏によるコンサート評といえば、思い出される方も少なくないだろう。私は、たぶん月に一度、寄せられるこの記事を心から楽しみにしていた。たとえば「観桜の記……仰ぎ見る花こそ、美しく恐ろしい」（二〇〇九年七月二〇日）の文章などは壁に貼って時おり復誦していたほどの入れ込みようである。この記事はタイトルにもあるように桜に触れたものでコンサート評を欠いている。音楽について一言も語られない。にもかかわらず充分音楽的なのである。それは酷しい批評を含んで、けれども読後感は何ともいえず清々しい。素晴らしい音楽を聴いた後のように、あとくち爽やかである。

某月某日、その日の『音楽展望』タイトルは「フェリシティ・ロットの歌声……英国人の愛のたまもの」であった。四月、氏は銀座王子ホールへ三月十一日の大震災以来、はじめての夜の外出を試みる。そこで、この英国のソプラノ歌手の歌唱に、こころ癒されるのである。「シューマン、プーランクと歌い進めていって、やがてクィルターとかブリテンとか彼女の母国の歌曲に耳を傾けていると、これほどの世界的名歌手でも、生まれ故郷の水に洗われた歌を歌う時は心底気安く、また快くて、しかも心の深いところから湧きでてくるものに乗ってうたえるものか」と氏は思ったそうである。その彼女の歌を評価し支える英国の公衆のことを考えながら、「英国人の知恵」に氏は思い当たる。それは半世紀以上も前、氏のロンドンでの体験を想起させるものであった。

時代はレコードがちょうどSPからLPに切りかわる頃の話である。当時、日本の音楽好きの間で評判の高かったLPプレーヤーを求めて、氏はロンドンを訪れている。そこで最新式のプレーヤーに出会うわけである。店員は試聴させてくれ、その機械の長所を懇切丁寧に説明してくれた。その説明に納得して、氏はその機械の購入を決める。ところが、その店員はこんなことを言い出したというのである。以下、少々長くなるが、そのままを引用させていただく。

「この機械は最も新しく、最も進んだもので当店の自慢の商品。いかに素晴らしい機能をもっているかは今ご自分でも経験した通り。しかし、これはまだできたばかりで、従来の商品と比べ、どんなにすぐれているかはよくわかっているけれど、進歩した半面、どこか悪いところ、不具合になったところができたかどうかはまだ誰もよく知らないのです。ものごとは、ある点で改良されると、それに伴って今までなかった不都合が生じるというのも、ありがちです。とにかく、何かが変わったのですから、気のつかないところでマイナスになるというのも決してあり得ないことではない。いや、むしろ、ありがちなことなのです。この機械については、まだそのマイナス面はよくわかってない。マイナスが出たらば、直せばよいわけですが、そうすると、また、どこかが変わる。ところで、あなたはロンドンから遠い東のはてに住んでいらっしゃる。不具合がみつかったとしても、その機械をこちらに送ってきて、直して……直ればの話ですが……また、そちらに送る。これはお互いかなり手間のかかることですよ。だから、私はこれを今あんまりおすすめしません。これまでのものだって、高性能の機械ですし、その機能と構造はよくわかっている。どうしても今ほしいというのなら、私はむしろこちらをおすすめします。今すぐでなくともというのなら、少し待ってごらんなさい。お望みなら、何年かして、今よりはよくわかったとなったら、お知らせしてもいいですよ」

文字通りではないけれど、店員はおおよそ、こんなことを言ったという。これが有名なイギリスの保守精神の実例か、と氏は思ったそうである。少なくとも半世紀前は英国でも保守精神はかくも健全に躍動していた。むろん、氏は最新最高の機械ではなく、その一つ手前の機械を買うことになる。当然の成り行きであったに相違ない。

さてさて、こんな批評が果たして音楽評論なのか、といえば、これこそが音楽評論なのではあるまいか。

その地域、地方の文化が育んだもの、人々が愛し、育ててきた地に根を下ろした音楽、そこにある特性、独自の美を見る、発見するのでなければ、そもそも評論など成り立ちえないだろう。ということで音楽評論は、英国魂ともいうべき保守精神に触れるわけだが、それは今日の我が国の在りように対する批判、抗議、いや、むしろ怒りを背後に宿した、そうしたものに裏打ちされたコトバだと、私には思えてならない。

ここで先に掲げた「観桜の記」に戻ろう。そこでは氏は若い友人たちに誘われて六本木を訪ねる。そこの新しい名物、最新型の超高層ビル、その最上階近くから、はるか眼下の桜たちを眺めながら、おいしい料理を楽しもうという趣向であった。

ところが、その摩天楼の展望台に上り、下を見下ろした時、「私は吐き気がし、めまいがした。眼下に広がる光景は……乱脈無秩序の極み……薄紅色の哀れな桜の木が、何かのシミのようにへっつくばって……醜悪な茸の群れのような建物の墓石が私の前に立ちふさがっている」。吹き来る風がいう。「コレガ　オマエノ　フルサトダ」

九〇年を嘉してきた老人（氏は当時九十八歳を迎えられたはずであった）にとって、これはあまりに過酷な経験だったであろう。そして、これは私にとっても同様にコタエル事実である。さらにこの感覚・感性の背後に、これまで述べてきた英国の保守精神の対極にあるがごとき、我が国のアサハカな進歩思想があるであろう。その思想がここでは槍玉にあがっていると見るべきだ。アサマシイ戦後社会の来し方、行く末に対する危惧が語られている。深読みだろうか？　穿ちすぎであろうか？　そんなわけはないと思う。

フェリシティ・ロットは、その夜、そのような英国精神に育まれた歌をこそ披露したのであろう。プログラムを終えて、彼女はアンコールにR・シュトラウス「Morgen（あした）」を歌ったそうである。私たちのため祈るように、音の一つ一つをゆっくり噛みしめながら、静かに……。

〝あした、また、太陽が輝くでしょう〟

本当に、私たちの頭上に、太陽はふたたび輝くのであろうか？

Tさん、葛藤ス

リピトールという薬（山之内〜現在はアステラス製薬）がある。高コレステロール血症のための薬として広く用いられているものらしい。特許の期限が切れてジェネリック医薬品に昇格（?）するというのだから、医師の間で長く重宝されてきた薬であろうと思われる。この薬をめぐって、私の周囲でおこった「ささやかな事件」についての報告が、この章の目指すところである。

Tさんは五十歳をやや越えたご婦人である。若い頃から様々に体調不良があって、後に膠原病の診断を受けることになる。私とは長い付き合いになるが、二〇一一年六月、その「事件」報告はあったのである。

話の内容を要約しておこう。

彼女は三ヶ月ごとに定期検診を受けていたのであったか？　長らく膠原病との付き合いがあっ

て、それは当然の成り行きなのである。その検診のなかで、コレステロールの値が高いから、薬を呑んでくださいということになった。二〇〇九年十二月のことだ。

そこで処方された薬がリピトールである。五ミリと一〇ミリがあるが、彼女が処方されたのは一〇ミリ、それを一日一回呑むわけである（註1）。

薬は実によく効いたようだ。血清総コレステロール二五〇〜二七〇㎎／dℓほどもあった値が一五〇まで下がって安定したという。効果覿面というやつだ。メデタシ、メデタシということである。

ところが、そのころから彼女に実に奇妙なことが起こりはじめたというのである。物忘れ、健忘症のようなことが頻繁におこるようになった。それはやがて極端なものになっていく。電話を受けてメモを取ろうとする。そのホンの数秒前の記憶がどこかへ飛んでいってしまって、思い出せない。

自分は、まだ五十歳ばかりなのである。それなのに痴呆、認知症になるのであろうか。若年性の痴呆？　まだ子供は高校生である。高齢の父親にはホンモノの痴呆が少しずつだが現れかけている。こんなとき自分が痴呆になってしまっては一家の経営はたちどころに頓挫してしまうだろう。

Tさんは大いに悩んだようである。

Tさんは、もともと農薬や薬害の問題などに関心を寄せる方である。ご自身が膠原病になられて、これまでも薬を呑んできたけれど、そのなかには常に躊躇いがあった。出来れば呑まないで良くなっていく工夫がないものか、そういう考えがある。薬に対して全幅の信頼を寄せている、そういう人ではない。こういった感じ方は現在でも庶民一般のなかに根深く宿っている感性でもあるだろう。

彼女は、そこで薬を処方通りに呑むことを止めてみたわけである。医師の処方に対する抵抗ともいうべきものだ。医師は指示の通りに呑むように口を酸っぱくして言うだろう。権威に関わるところでもある。しかし現実には、世間ではこういったことは普通に行われている。極めてありふれたことだ。権威は、医師が考えるほど庶民にとって絶対的なものではない。そうした証拠のようなものといえるかもしれない。

しばらく薬を止めてみる。すると、物忘れ・健忘は明らかに違ってくる感じがある。といっても、彼女が薬を完全に止めるわけではない。それほどまで自分の判断を絶対視しているわけではない。そこまで自惚れることは出来るわけもないのである。

彼女の中には疑いが兆している。しかしそこに確信はない。つまりは検診日が近づいてくると、処方通りに続けて薬を呑んでみなければ、などと考えるわけであろう。すると、どうも、またまた酷い物忘れが、というより殆どコレは認知症だと彼女は思う、恐怖する、そういった事態が出現するようではないか……。

このような葛藤に苛まれるなか、あるときTさんは医師に率直に疑問をぶつけてみたことがある。医師はすぐに調べてくれたそうである。ところが、そういう副作用の報告はないようです、との一言であった。拍子抜け、彼女の宙ぶらりん状態は、さらに続くわけである。

手元の『今日の治療薬2001年版』（南江堂）からリピトールの副作用の項を拾っておこう。

重大なものとして、横紋筋融解症、ミオパシー、肝機能障害、黄疸、過敏症、血小板・出血凝血障害、皮膚・皮膚付属器障害。

その他として過敏症、肝障害、胃腸障害、咳、筋肉痛、筋炎、高・低血糖、頭痛、倦怠感などが挙げられている。

念のため二〇一一年版も当たってみる。すると、さらに劇症肝炎、無顆粒球症、汎血球減少症、血小板減少症、中毒性表皮壊死症、糖尿病、間質性肺炎などが重大な副作用として新たに挙げられている。一〇年間の成果（?）ということであろう。その他の項目にも多数が加えられているが、しかしここでも健忘や認知症などに関する新たな項目は加わっていない。一〇年の間、報告がなかったのか。成果（?）なし。不思議である（傍点筆者、以下同じ）。

Tさんは、処方された薬に危ういものを感じている。しかし、現代の医学的知見を無視してまで自分の経験、あるいは感じていることを絶対だと推し進めるほどの自信はないのである。目に見えない権威が、やはり彼女を縛っている。

Tさんは以前にも増して警戒するようになっていく。そしていわば丸一年、自分の身体で生体実験を繰返すようになるのだが、そのなかで、やはりそれは確信めいたものに辿りつく。そこが庶民の庶民たる所以だろう。ただ、それを保証、裏書きしてくれる権威だけが欠けていたということであろうか。

ある日、Tさんはラジオを聞いていた。その番組に登場した東海大学の先生が高脂血症の薬に健忘症、認知症の副作用があるということを、そこで話されたそうである。彼女は偶然（?）それを耳にしたわけである。

「やっぱりそうだった」「そうだった、そうだった」

彼女は心底ホッとしたそうである。彼女自身の経験がようやく権威によって裏書きされた瞬間だ。疑問は氷解した。長い葛藤から解放されて、私のところへ報告にやってきたというわけなのである。

リピトールは認知症促進薬か

医師の処方をまもり、正しく（?）薬を呑んでいたら、間違いなく自分は認知症になっていただろう。それは自分自身を生体実験に賭けて検証したという思いを持つTさんのいまや確信である。もっとも、その薬を呑んで全ての人にTさん同様の症状が出現するか、それは分からない（註2）。

ひとりひとり身体の履歴、事情が違っている。漢方でなら、一人一人の《証》によって診断が為されるだろうから、Tさんからの訴えがあれば、即座に湯液に変更が加えられたはずである。近代医学は病気の分類によって処方が按配されるから、その思想上の盲点が今回は浮き彫りになったともいえる。

それにしても、Tさんの訴えを聴いた医師が既出のデータを拾うなかで副作用がないと決めてしまったのは、まさしく近代の陥穽に嵌ってしまったとしかいいようがないのではないか。当事者からささやかながら大切なコトバが伝えられているのである。そのアリの一穴から、大きな壁が崩壊することだってありうるのである。このことは実は医師という専門家がその枠組みの中で安逸を貪っているところへ痛棒が下された。そのように捉えるべきだったであろう。当事者のナマの訴えがあくまで先。そこからデータが組み立てられる。そのようにデータが更新・組み替えられてこそ、そこに権威は宿るはずである。ところが、順序が逆。医師の応答は自らの学問・権威をみずから貶《おとし》める行動になっていたことに、この際、注意を促しておこう（註3）。

閉経後の女性にコレステロールの上昇が認められる。これは一般論としてありうることである。けれどもそれが止めどもなく上昇し、ということは普通ない。先回りして危険を未然に防いでいるというのは親切といえるのかもしれないが、過剰防衛かもしれないのである。ささいなことに注意が行き届いたかわりに、肝腎なことがかえって視野から消えて盲点となっていたりする可能性だってある。としたらそれは親切どころか、とんだ余計なお世話ということだ。

リピトールの処方を受けて、いつの間にか、それが原因で、しかもそうと知られぬまま認知症になっている方が、実は多数（もしかすると驚くべき数）存在しているのではあるまいか？　それがTさんの心配であり、また私の秘かな虞れである。

いつの間にか忘れっぽくなったなぁ。ところが、やがて、忘れっぽくなっていたことも忘れてしまった。忘れたこと自体を忘れる。これは鎮痛剤が効いて痛みがなくなったから治ってしまったというのと同様の勘違いであろう（註4）。認知症の人は自分自身がそうであるとは訴えない。訴えることがそもそも出来ない。そういった方が多数出現しているという恐ろしい想像が頭を過《よ》ぎるのである。果して、事実はどうなのであろうか？　製薬会社ならびに関係機関には早急に精密な疫学調査をお願いしたい。とりわけ長期にわたり服用した場合の慢性毒性について、私は考えねばならないと考える。私は医師ではなく、また薬剤師でもない。ましてや製薬会社に関わりを持たない。然るべき権限をもった機関に、是非とも厳密な調査をお願いしたいと思う。

交通事故で愛児を失った親などが決まって口にするコトバがある。

「こういう不幸なことは二度とあってはならない」

愚かしい戦争の惨禍を被った人々が共通して心に誓う思いがある。

「こういうことは決して二度と繰返しません」

Tさんも思う。こんな目に遭うのは、もう二度とゴメン！　この辛い経験を何とか活かしてほしいものである。不幸の種は早いうちに摘みとるべきだ。種はヒトの頭脳に宿る。種が芽を出し、やがて大きく育って災厄をもたらす。原発事故と同じことである。不幸の種は蒔かぬに越したことはない。だが、もしも蒔いてしまったら一刻も早く小さいうちに刈り取ることだ。誤った考えのなかに既に危険が宿っている。それが現実の災厄となって襲いかかってくるには、それなりの経過がある。だが、それは単に時間経過という問題、その間に時間差が生じているだけのこと。

怪しい薬はリピトールだけではない。危険な薬は、実はまだまだあるのである。いくらでもある。そもそも薬が安易に使われすぎている現状があるだろう。一般論として効く薬ほどアブナイということは知っておかなければならない。便利に使えば薬害がおこるのは当然なのである。今日、安全といわれ、副作用はありません。報告が出ていないと医師が根拠のない保証まで与えて、その実、正しい追跡調査をしてみたら、トンデモナイ結果が出てくる。そういう薬が無数にあるはずである。便利に使って、ますます儲かる。まさしく今日は薬依存文明である。薬によって身体を、人間をコントロールしようとしている。そんなことが可能と考えているわけである。

医師という専門職が単なる医薬のセールスマンになっていないか、それどころか人の命を危うくする人体実験・生体実験に手を貸すことにさえなっていないか、仁術として命に仕える任に堪えるものになっているか、いまは検証が必要となってこよう。

さて、医療の世界、その内部にも当然のこと、内部からの批判、改革の動きがあることと思う。それがなければ医療は退廃し、やがて信用は失墜、崩壊してしまう。さらに政治や経済の仕組み、資本主義の行方にも我々は関心を払わざるを得ないのではあるまいか。地球規模で明らかになりつつある現代文明の行き詰まりと、このことは無関係といえない現実があるだろう。

ただ、そういう大きな状況が変わっていくのを待てない日々の暮らしが、私たち庶民にはあるわけである。そうした庶民の対抗的メディアの一例をあげておこう。

「動脈硬化が進行している患者が多いアメリカからコレステロール恐怖症を植え付けられた日本では、コレステロール合成阻害薬を処方されて服用している人がふえています。しかし、実は体内でつくられるコレステロールの大半は、脳の神経細胞や全身の細胞膜で重要な役割を担っていたり、大切なホルモンの原料でもあります。このコレステロール合成阻害薬により認知障害や性力低下といった症状が起きることも明らかにされています。また、無数の成分が絶妙なバランスでもって生命活動を維持している私たちの体を、多くの薬剤で人為的にコントロールしようとすると、思わぬ落とし穴があります」（註5）

「この薬は血液をサラサラにします」

処方された薬を呑んで、胃が重たくなって、Ｈさん（女性六〇代）は食欲がなくなったという。医師に話すと、新たに胃薬（消化剤？）が処方された。その後、三ヶ月ほどが経過して、
「あの薬は胃を痛める可能性があるから、胃の検査をしてみてください」
今度は、Ｈさんは胃カメラを呑むことになったそうである。

これは我々の身のまわりで日々おこる事実のホンの一例である。このような奇妙なことが今日の医療の現場では一向に珍しいことではなく頻繁に、むしろ始終行われているようである（註６）。新たな処方が付け加わって新たな事態が生まれるわけである。その新たな事態に新たな薬が処方される。けれども、それがより望ましい結果であったか否かは簡単にはいえないだろう。この事態は、薬の処方が新たな病気を生み出している可能性を意味しているけれど（註７）、その新たな病気にさらに新しい薬が開発されて、さらにさらに新しい事態が生じる。その新しい事態には、また更なる新しい薬が求められる……。足し算ではなく、引き算という考えはないのであろうか。それよりなにより、取り敢えず、まずは薬を止めてみるという考えはないのだろうか？このような場合、あのロンドンの店員なら、どんな熱弁を一体ふるうであろう？

医療はそもそも進歩していくものなのか？　おそらく進歩していくのだろう。とすれば保守思想を道連れに出来なければ、それはとんだ暴走を繰返すことになろう。ロンドンの店員が話したことは進歩というイデオロギーが必然的に持たざるを得ない盲点への本質的アプローチといえる。

保守精神を排除した進歩思想は一言でいえば、終に妄想へと向かう他ないのではなかろうか（註8）。

進歩主義のイデオロギー、今日の文明は化学物質を垂れ流して、免疫機構を混乱させる事態にまで到っているけれど、その全体を評価し、また回収していく算段は、いまだ緒に就くともいえないのが現状である。更なる進歩（？）がそれを可能にしてくれるのかどうか、そんなことは一向に、全く何の保証もないわけである。

それなら人間は、人類は進歩していくものなのか？　それも分からない。簡単に言えることではなさそうである。それなら私たちの身体は？　身体は成長する。そして、やがて衰え、死んでいく。朝の紅顔が夕べに白骨になるように。だが、これはもちろん進歩ではあるまい。循環回帰する世界であろう。誰もがそれを繰返していく。四季が巡り、やがて春が来るように。夜が明け、朝また太陽が輝くだろうという確信は、循環し巡る世界観がもたらすものである。としたら、保守精神の根っこは単なる進歩主義の対抗ですらなく、自然の循環を縁《よすが》として培われたものに相違ない。この感性は洋の東西を越えて、いまや非常に重要になってきているように私には思われる。

註1　因みに、処方されていた薬は当時はリピトールのみである。他剤との飲みあわせの問題は存在しない。念のため。

註2　このようなケースではTさんを特異体質として例外扱いで排除するようなやり方がありうるだろ

う。到底学問的とは言えず、これは少数者を差別する視点といってもよいが、調査を広めていった結果、少数者と思われていたものが、実は普遍に潜在する問題の第一発見者という場合がありうるわけである。

註3　患者の不安を宥めるための親切心と考えたいが、「この薬に副作用の心配はありません」は医師が今日当たり前のように口にしているコトバのようである。これは患者を、また自らを欺く言葉だろう。「この薬の副作用については充分に知られていないけれど、このような薬効については充分に知られています。呑んでみますか？」というあたりが、せめてもの医師としての誠意といえるであろう。ロンドンの店員からの示唆を読み取れば、こんなことになる。

註4　第一章「患者が治療家を叱る！　叱咤激励ス」を参照のこと。鎮痛剤に副作用がない。そんな馬鹿なことはあるわけがないのである。感覚を鈍くし、慢性化を促進するから本人に自覚がないだけ、云々。

註5　『〈認知症〉家族を救う対策集』（二〇一一年三月一〇日発行）主婦の友社。一七七ページ。筆者は井上正康氏。大阪市立大学医学部分子病態学講座教授。こうした研究と医療現場が隔絶している状況が垣間見えるように思われる。庶民はこうした情報に縋って危険を回避、身を守る努力をしている。

註6　薬のみならず高額な機器が導入された結果、無用な検査が頻繁に行われていることなども、今日では、むしろ常識となっていよう。

註7　新たな難病がつぎつぎ出現してくる原因として、まずは薬の安易な処方が考えられる。薬の垂れ流し使用により、目下のところ、身体はさながら戦場となっているといえるだろう。仕掛けられた戦争はついには身体に向けられた。戦争経済の収奪の目標が、健康という幻想をふりまきつつ身体その

ものに向かっている。都合がよいばかりの手前勝手な考えは、何とも言えぬ「不都合な真実」を今日もたらした。

註8 お互いが鎬を削り競争によって進歩を目指す。それが互いを高め、また世界全体を豊かに幸福にしていく仕組みになっていれば何の問題もないのであろう。ところが有限の狭い市場を争う弱肉強食的競争となるなら、この乱脈はそれ自体が強迫観念を生む危険があろう。このような想像力バブルが現在人類社会を覆っているのではあるまいか？　私はこのように考える。

第六章　創り出される難病

まずは疲労回復に取り組むべきである。そのことが蔑ろにされて、誤った過剰な「医療行為」の結果、産み出されている一群の「難病」が存在している。それらは「医原病」と一括りにしてよいと思う。

困ってるひと……

『困ってるひと』はポプラ社発行。二〇一一年六月に第一刷が出て人気爆発、いわゆる闘病記における異例のベストセラーとなっている。人気の秘密は著者大野更紗さんが妙齢のうら若き女性、おまけに大学でフランス語、大学院では社会学を専攻する美貌の才媛、と結婚式の祝辞もどき、紹介を一応は試みてみるけれど、それで人気の秘密に迫れるわけでもない。

人気の秘密、魅力は彼女の文体であろう。簡潔にしてカラリ、小股の切れ上がった文章、自己陶酔的ウェットな感傷などは微塵もない。そしてユーモア。ときに圧縮、ときにふくらし粉、さらにデフォルメが加わって、それは厳しい現実をも柔らかく受け止める知性、受難の直中を当事者として生きるために必須のものとも思われ、また、それがおのずから他者に対する批評の的確さを生む、正確な自己診断をも引き出して行く。要するに『困ってるひと』は難病女子スーパー・インテリジェンスによる難病解明という一大事業だったのであろう。難病当事者によるパッションの物語、命懸けのドキュメント。そこに垣間見える彼女の健気さ。それが多くの人々の関心を惹かないわけがなかった。

噂の彼女

大野更紗さん、彼女の思想なり人となり、考えや姿勢・態度といったもの、その魅力を知っていただくには本書を手にとってもらうのが一番だが、まずは世間の評判、噂に耳を傾けてみよう。人気など一時のものだろう。流行に惑わされない。不易なものこそ尊いということはあるかもしれないが、それは真実の一面でしかない。流行の中に不易なものが宿ってもいるわけだ。

まずは本書の帯に記された多くの方々から寄せられた讃辞を拾ってみよう（註1）。

「心に雷を落とされたような気分になりました」（二〇代・男性）
「僕は一つ世界を知ったという経験を実感しています」（二〇代・男性）
「これはお涙頂戴の話じゃないぞ。人の生とは何か、とお前に問いかける話だぞ」（二〇代・男性）
「困ってる人へのエールであると同時に、世の中に問題を投げかけている。その闘い方がじつにしなやかでキュート」（三〇代・男性）
「「地獄のような状況」に圧倒されるも、半面、お茶目で独特の文体、ほっとする世界に癒される。めちゃくちゃスゴイ作品だ」（六〇代・男性）

ただならぬ熱気、共感の波動が押し寄せる。それが圧倒的である。

「壮絶、絶句、涙。潔さ、優しさ、切なさ、面白さ。理不尽……。人としての強さ美しさ。凄いパワー」（三〇代・女性）

「ご自身の置かれた深刻な状況を客観的に、しかも女の子らしいユーモアを交えて伝えてくれる、貴重な作家の誕生に立ち会えて大変興奮しています」（四〇代・女性）

同性たちからの共感、エールも並大抵ではない。

「そこにいてくれて、書き続けてくれて、ありがとう」（三〇代・女性）

こうなれば、もはや手放し、何をかいわんやということになる。

そうした中には、こんなものもある。

「難病物で笑えるものは、これが初ではないか」（二〇代・男性）

「面白すぎて完敗だ、としか言えない。新しい古典でしょう、もはや。読まなきゃ損です」（二〇代・男性）

難病を笑いものにする、怪しからん！　そんな顰蹙を買うことにならないのは著者自身が、そのようにみずから仕掛けてきているからである。難病という、時代を象徴するとも言えるような問題、そうした巨大なゾウに非力ながらも小さなアリが挑むのである。滑稽でないわけがなかろう。彼女が妄想に取り憑かれた愚か者でなく、もしリアリストであるならば、己れを滑稽化して差し出すほか手はない。その闘いの一部始終を丸ごと伝える。それが彼女の根本精神。かくして初の笑える難病物、希有の作品が出現した。

「ある日、原因不明の難病を発症した、大学院生女子の、冒険、恋、闘い。知性とユーモアがほとばしる、命がけエッセイ！　難病女子による、エンタメ闘病記！　絶賛生存中！！」

帯に記された上記の惹句は掛け値なし、本の内容を表現している。但し、原因不明の難病という件に関しては、私には少々異見があるが、いまここでは述べない（傍点筆者、以下引用文への傍点はすべて筆者による）。

装幀についても、チョットばかり言わせてもらおう。タイトル『困ってるひと』の「困」のデザインが、実になんともウフフ、ユーモラスなのである。

国構えのなかに「木」が入って「困」である。しかし、表紙の字体は異なる。「木」ではなく「ホ」が入っている。私には「困ってるひと」は「ホッとしてるひと」のようにも思える。表紙には布団を十二単えに引っ被り、脂汗たらたら、歯噛みしている著者の姿が描かれているが、彼女は難の直中にあって、やはりホッとしているのだろうと思う。難病と闘う自分を滑稽化出来るほどの強靱な精神力が、即ち「ホ」の字である。それしかあるまい。「ホ」はそのことを表現している。対極にある物を彼女は柔らかく受け入れ、それを坩堝の中で変容させる。そんな力技を彼女はまさしくこの本の中で発揮している。やりきっている。全うしている。何を隠そう。彼女は難に「ホ」の字、首っ丈、惚れまくっているのである。

難、ついに発症ス

著者大野更紗さん自身による自己紹介から始めることにしよう。

「一九八四年、福島県生まれ。上智大学外国語学部フランス語学科卒。上智大学大学院グローバルスタディーズ研究科地域研究専攻博士前期課程休学中。学部在学中にビルマ（ミャンマー）難民に出会い、民主化運動や人権問題に関心を抱き研究、NGOでの活動に没頭。大学院に進学した二〇〇八年、自己免疫疾患系の難病を発病する。一年間の検査期間、九か月間の入院治療を経て、現在も都内某所で生存中」

「壮絶（!）な一年間の医療機関を放浪する生活、検査、さらにさらに想像を絶する（!!）九か月間の入院生活を経て、現在の病院の近くにともかくひとり居住している。いったん退院はしたものの、「難病」なので、もちろん治ったりはしていない」のである。

ビルマ難民に出会う。さらには自身が難病に出会う。御難続きは著者みずからが望むところでもあったか。「難民を支援したり研究したりしていたら、自分が本物の難民になってしまった」、難に惹かれて難に飛び込んでいく。飛んで火に入る夏の虫かもしれないが、止むに止まれぬことでもある。人間にはそれぞれ宿命のようなものもあるだろう。

二〇〇七年九月の民主化蜂起と軍事政権による武力弾圧、二〇〇八年五月のサイクロン『ナルギス』の空前絶後の被害。そのころの彼女は「文字通り、寝食を犠牲にして、とにかく、自分ができることをすべてやろうとしていた。体力の続くかぎり、ＰＣの前か大使館の前かＮＧＯの事務所か国連大学の前か議員会館か、あちこち駆けずりまわっていた。タイ——ビルマ国境にひょこっと支援を届けに向かったりしていた。学部を出たばかりの学生ができることなんて、たかが知れている。エライ人たちの雑用係だけど、それでも、ビルマ人の命がかかってる。何かせずにはいられなかった。軍事政権と、たたかわねば。それしか頭になかった。食べられるときに何か食べ、一日数時間死んだように眠る生活が続いた」

「何かがおかしい、と自覚し始めたのは、ナルギスの支援の嵐が落ち着き始めた、二〇〇八年の夏の終わり。はじまりは、両腕に点々と、内出血のようなしこり、紅い斑点が出現したことだった。

「どこかでぶつけたのかな？」くらいに思っていたら、どんどん痛みが進行していく。ガンガン身体じゅうがおかしくなっていく。まず布団から起き上がれなくなった。全身の力が入らない。身体じゅうが、真っ赤な風船みたいにパンパンに腫れ、触るだけで痛い。関節が、ガッチガチに固まって、ぜんぜん曲がらない。熱が、何をしても、どんな市販の薬を飲んでも、三八度以下に下がらない。パブロンもバファリンもまったく効果がない。あっという間に可哀そうなイモムシみたいになってしまい、「これは、何か病気だ」とさすがに危機感を覚えたが、病院の何科の診療に行けばいいのかがわからない。関節が痛いので、まず近隣の某総合病院の整形外科へ行ってみた。もはや、身動きをとるのも困難なので、タクシーを呼んだ。おばあちゃんのような体勢で病院に辿り着き、腕のレントゲンを撮影し、待合室でさらに二時間延々と待つ」

これが発症確認の経緯である。ここから彼女は「医療の難」に敢然突入を試みる。以後、生活は一変するのである。

難民への道

いわゆる難病、それには大きく二つのカテゴリーを含んでいる。まず、ふつうに我々が難病という場合、「世の中には実に様々な病気があって、その中には有効な治療法のないものがある。すなわち、治療法が確立してない病気があるらしい」ということが知られていよう。それが第一。もう一つは、そうしたものの中から、例えば厚労省のような公共機関が特別な指定を与えた疾患がある（註2）。

こうした難病は一定数以上の患者の出現があり、患者たちや医療機関などからの要請があって、審査を通じて初めて認定される。病気の性格だけではない。政治的背景が当然ある。要は、そこで支援の形が違ってくるということ。公認された難病には手厚い（？）庇護が与えられることになるというわけだ。

もちろん厚生労働省公式認定だから立派、即ち重度のものということではない。非認定では特別な支援が受けられないというだけの話。だが、それ以前にまず病気を診断、認定してもらう必要がある。

そもそも病気は自分自身が認めただけではダメなのである。もし小学生が風邪を引く。親だけの判断で学校を休ませることが最近では難しい。診断はあくまで医師の業務。そして初めて病名が与えられる。例えばインフルエンザというように。勝手に自分で判断するな。医師の権利・権威を侵害してはならない。どうやらそんな管理体制は医療末端にまで行き渡ってきているようである。むろん正体不明の難病だからといって認定の必要なし、そんなこともないわけだ。分かりませんは御法度。ともかく分類し、ラベリングがなされねばならない。

さて、ここから、いよいよ大野更紗さんの「難」が本格化するのである。

まず、病気を認定してもらわなければならない。自覚症状については先に述べた。これから病名を特定、お墨付きを与えてもらう必要がある。先にも述べたとおり自覚症状だけでは病気になれないのだ。医療機関による診断、認定。さらには、それに基づく治療……。

はじめに受診した某総合病院での話の続きだ。

……二時間延々待たされて、ようやく現れた整形外科・三十代くらいの医師は、

「うーん……こういうのは難しいんだよね。内科の先生にちょっと診てもらって」

と言われたそうである。そこで翌日、再びタクシーを呼んで病院へ。肝臓のＣＴ撮影があって、

また二時間待ち。それから五〇代くらいの内科の医師の診察を受ける。

「まあ、ねえ……。肝機能がちょっとおかしいから、ウルソ（肝臓の薬）でも飲んどいて」

更紗さんは、「直感的に、これはダメな診断だな、と感じた」そうである。腑に落ちぬ感じは如何ともしがたいものだ。そこで彼女はネットでリサーチを開始する。スーパー・インテリジェンスの活用である。「腕の斑点」、「しこり」で検索する。結果、行き着いたのが「結節性紅斑」だった。そこで最寄りの皮膚科クリニックを受診する。

「確かに、結節性紅斑かもしれません。大学病院で、専門医の診断を受けてください」

ロキソニン（鎮痛解熱剤）の処方があって、某有名大学病院の皮膚科宛に紹介状を書いてもらう。

某有名大学病院は入り口を入ると巨大な受付、そしてすごい混雑ぶり！

初診は三時間待ち。「イロイロずらっとスバラシそうな肩書がついている、皮膚科専門医の先生に診ていただく。採血と採尿をして、さらに一時間待つ。待ちすぎて待つことに耐えるだけで死にそうであった」そうな。

「結節性紅斑だと思いますね。肝機能が低下していますね。恐らく、肝臓系で何かがきっかけになって、免疫機能がこういう作用を起こしているんですね。こういう症状は、安静にして慎重に経過を診なければならないし、下手に投薬するとかえって見誤ることが多いので、薬は何も飲まず、とにかく安静にしてください」

「治るまで、どのくらいかかるんでしょうか?」

「まあ、二、三か月程度ではないでしょうか」

こんなやりとりが医師との間に交わされたのが二〇〇八年九月のことである。ところで、更紗さんは、この期に及んで、なお胸の裡で不穏なる計算を立てていたのであった。十二月にはタイへ行かねばなるまいと。いやはや……。


そして迎えた二〇〇八年十二月、「熱は三十七度台を切ることはなく、ちょっと動くと三十八度超えという状況は続いていた。……相変わらず、毎回三時間待ちの某有名大学病院外来で、タイに行くことを伝えたが、特に止められることもなかった。毎回、採血と採尿だけ。言われることも、毎回同じ」

「しばらくすれば、よくなります」

十二月末、更紗さんは手が腫れてスーツケースを自力で持てないにもかかわらず、タイへ、リサーチしに飛んじゃったのだという。いやはや、更紗さんの暴走女子ぶりも、まことに半端じゃない。

翌二〇〇九年二月、彼女はチェンマイに居を移している。そこでも「三十七~三十八度台の恒常的な発熱は相変わらず、全身の関節と筋肉がブリキになってしまったかのような痛み」に苛まれる。

「不安を裏づけるように、わたしの身体は、次第に、ますますおかしくなっていった。口腔内が炎症を起こして、辛いものを一切受けつけない。タイで辛いものを避けるのはちょっとタイへん。ロングだった髪の毛が、毎日、ごっそりと抜けていく。アパートメントの白い床が、散らばった髪の毛だらけになるのを見て、気が変になりそうなのを、必死に抑えた。お掃除のタイ人のおばちゃんが、不審がる。手や足の関節の可動域はかなり小さくなって、少し曲げようとするだけで激痛が走る。けれど、誰にも、言えなかった」

「『これは、やばいぞ』と思ったのは、難民キャンプの山道をもはや登れないということが、キャンプに到着してからわかったときだった。足が動かない。一歩も前に進めない。……リサーチしてる場合じゃないのではないか、帰国すべきなのではないか。いやいや、治るって言われたし、もっと粘らなくちゃ。ひたすら葛藤する」

「四月に入り、ついにどうやっても自力歩行が困難になり、いったんの帰国を決断する。手足が風船みたいに腫れ、何かに触れるだけで痛み、指は潰瘍だらけ、自分のバッグを持てない。パスポートとチケットとお金、最小限の荷物だけリュックで背負った。チェンマイのアパートメントにすべてを置き去りにし、とにかくバンコクへ」

こうして命からがら帰国する。必死の思いで、件の某有名大学病院へ。また、同じ先生の診察を受ける。二時間待ち。今度こそ、何を言われるかと思ったら、

「安静にしていれば、よくなります」

それにしても、この齟齬、食い違いはいったい何だ。更紗さんの暴走女子ぶりは、ともかくとしても、だ。

「難」、更に更に続く更紗さん

二〇〇九年五月、更紗さんはご両親の住まわれる福島県の実家に身を寄せている。取り敢えず、身の安全を図り、当地の病院へ週に一～三回外来通院するようにしている。ここで九月までの約四か月、様々な検査を受けることになる。

まずは皮膚科である。

「症状だけ見てると、膠原病っぽいんだけどね……血液データにそれらしい反応がないから」

四十代と思われる若手の男性医師は、明らかにうんうん迷っていた。外来のたびに毎回うんうん唸っていたそうだ。その後、何も進展がないまま数回の外来を過ごした後、今度は突然「生検しましょう」ということになった。手や足に点在する例の「しこり」を切り取って組織を調べるのである。右大腿部に局所麻酔の注射。「肉を一時間にわたって切り続けられた」は大袈裟かも知れないが、検査というものが患者にとって、いかに大きなストレスを与えていることか推測出来ようというものである。それで分かったことといえば「しこり」は脂肪組織の炎症の塊ということだけだそうだ。それで?

「唾液腺の生検をしましょう」

となった。それで？

「大腸の内視鏡検査をしましょう……うーん。特に病変はないですけど」

で終了。それで、それで？

次は膠原病内科へ。

「三〇代くらいの、若い男性の医師だった。この先生は、ある意味で正直なひとだった。「手に負えない」「よくわかんない」ということを、はっきり態度で示してくれた。それが、後々わたしに東京へ戻る決断をさせる後押しになった」

さらに眼科へ。

「軟性白斑が、出てます。眼底に炎症が出ている。膠原病系の、自己免疫疾患だと思う。ステロイドでの加療が、必要だと考えます」

眼も、やられるのか……と心は翳るのである。

二〇〇九年九月の半ば、一通りの検査を終えて、膠原病内科の担当医師から出た言葉は
「正直言って、自信ない。よく、わからない」

「ためしに、ステロイドを投与してみることしかできない」

というものであった。

ステロイドは診断も病名もつかないまま、「ためしに」使っていい薬ではない、という更紗さ

んのツッコミは正当なものだろう。自信がないと自ら言う人に、命を預けるわけにはいかない。それもその通りだ。もっとも、あまりに自信満々な人は、もしかすると、もっともっと怖いかもしれないのだが。更紗さんは決断する。東京へ、戻ろう！

医療難民化する更紗さん、このころの状態がどんなだったかを彼女自身の言葉で記しておこう。

「……このときのわたしの身体の状態は、悲惨そのものである。手は、脂肪組織の下までえぐれている潰瘍だらけ。手足は、例の「しこり」だらけ。皮膚はただれ、どこもかしこも、触られるだけで痛む。口の中も炎症だらけ、ものを食べるのも苦痛だった。眼は涙が出ず、朝起きると瞼がセメントみたいにガビガビに固まって開かない。手足、全身の関節は、もはや、ほとんど動かなかった。膝など、ほんの少し角度を変えるだけで、歯を食いしばるような激痛が走る。力が入らず、自力ではベッドから起き上がるどころか、寝返りすら打てなくなった。何か食べるとすぐにお腹が痛くなり、下痢を起こす。髪はすっかり抜けて、頭の地肌が露出していた。なんというか、もう、自分自身が人間じゃない感じがした。……石。石です」

福島の医師に二通の紹介状を書いてもらい、「膠原病系では有名な、評判もよい、東京の某大学病院へ、すがる思いで電話をかけた」「診療科の科長の、有名教授の先生に予約を入れる。予約はいっぱいで二週間待ち」

二週間、石のまま耐えて、当日、両親と車で六時間かけて東京へ。さらに待合室で二時間待って、ようやく診察に呼ばれる。

レントゲンのフィルムと、血液データだけをさらっと見て、

「ふうん。まあ、膠原病のような病態ですが、はっきりと確定診断できる要素がないんですよねえ。なりかけのような状態なのかもしれませんがねえ」

石の叫び声、悲鳴を記しておく価値がありそうだ。

「……いや、要素とかじゃなくて。数値とかじゃなくて。基準とかじゃなくて。病名とかじゃなくて。一年間、石みたいに固まって、激痛で、熱が下がらなくて、もうとにかくどこもかしこも痛いんですが、死にそうなんですが。医者って、病気のひとの苦痛を軽減してくれるのが、仕事じゃないんですか。ずっと前から思ってたんですけど、どうして、日本の大きな大学病院って、入院とかさせてくれないんですか。こんなに具合が悪いのに。どうして、何時間も、何週間も、何か月も待たせて、延々と外来に通わせて、だらだらと中途半端な検査ばっかりして、誰も、何も、してくれないんですか。患者は、病院に通うだけでどんどん悪化しちゃうじゃないですか、これじゃあ。

エライ先生を目の前にして、口には出せないが、頭の中でワンワンと、言葉にならない言葉がゆきすぎる。……失望、絶望で呆然としながら、会計でさらに一時間待たされた。何があっても、

もう二度と、行かない」

オアシスにて、「優しい」検査地獄

ところが、失意、失望、絶望の中から立ち直るのだって早いぞ、更紗さんは。いま泣いたカラスがもう笑った。状況を転じてゆく才覚が並みではない。自然の摂理は、深く沈もうとすれば浮力が働き、おのずから浮かび上がる。まあ、そんなところかもしれない。

東京行き東北新幹線のホームに立ちつくし、彼女は考える。これで最後にしよう。これでだめだったら、帰り道にひとりで死のう……。更紗さんは、インターネットで検索した元ハーバードの自己免疫疾患の専門家がいる都心の某大学付属病院を訪ねようとしているのである。

そして二〇〇九年九月末、発病から一年が経過して、この某大学付属病院へとようやく辿り着く。更紗さんみずからオアシス六一九号と呼ぶ部屋で過ごす九か月間の入院、検査と治療の日々がいよいよ始まる。

ただし、ここで述べておこう。彼女はこのオアシスの地で治療を受け、結果として治癒して、無事に社会復帰が叶うという状態に到ってはいない。それどころか、未だ先が見えない状況であることに変わりがない。そこでは一体どういったことが行われていたのか。この九か月間に起こった出来事についての記述は、実に詳細にわたって見事である。スーパーインテリジェンスは知性だけが突出した歪つなものではない。知・情・意の絶妙なバランスの上に成り立ったものだ。読者は行間に仕舞われたデリケートな心情を読み落としてはならないだろう。

「患者と医師の出会いは、まあ、偶然である。わたしはその偶然のなかで、この世にあり得る選択肢の中で、最も幸運なクジをひいたと思う」

難に出会いながら、なお、そこでの出会いを「選択肢の中で最も幸運なクジをひいた」と思えるのは、更紗さんが現実主義者でもあるからだろう。

彼女は元ハーバードの「宇宙先生」（科長……宇宙クラスの次元に飛び抜けてしまってるとの命名）、「パパ先生」（病棟長……ハイパーお説教大臣）、「クマ先生」（主治医）の三位一体トライアングル体制の中で入院生活を始めることになる。

「辛かったね、今までよく我慢したね。もう安心して大丈夫ですよ。必ずよくします」

「更紗ちゃん、大変だと思うけれど、悪性腫瘍の疑いもあるから、見逃すと取り返しがつかないからね。ちょっと徹底的に検査するけれど、頑張ろうね」

この時期のクマ先生は、ただひたすら、毎日優しかったそうだ。ところで、ここから、いよいよ徹底的な検査、「オアシスにて、「優しい」検査地獄」が始まるのである。オアシスがひたすら優しいオアシスの顔ではなく、イコール地獄でもあるのだぞというリアリズムは更紗さんの思想を貫くものだろう。眼光紙背に徹す。虚実皮膜の間を読んでいく。この二枚腰、三枚腰の柔らかさが彼女の身上である。

さて、その検査地獄の逐一をしばらく追ってみよう。小見出しを追えば検査のありさまが髣髴としてくる。いわば、それがそのまま地獄絵巻の索引だ。

「MRIブッダ攻略作戦」……「暗ーくせまーいトンネルに吸い込まれてゆき、道路工事のような大騒音が『ガガガガビビビビ』と脳天に響いてくる」

入院中に三十回くらいMRIを撮影したというのだが、慣れるには「修行」が必要だと彼女は説く。MRIは、精神的な圧迫感に耐えられず検査を受けられない患者さんもいるそうだ。更紗さんは、ある漫画からヒントを得る。あの長時間の閉塞感と騒音に打ち勝つには、「わたしは、ブッダだ」作戦、それしかない。無我の境地、何も考えてはならない。眠るように無意識へ沈むのだという。

「乳、つぶされる」……「若い女子が、そんな身も蓋もない、と思われるだろうが、現実、身も蓋もないのがマンモグラフィー、乳がんの検査」

「マンモグラフィー撮影後の、外科の先生の触診は、さらにビミョーな心持ちになってしまう。婦人科の検査もだが、やっぱり最初は衝撃的だ」

「この頃から、次第に、わたしの身体感覚は麻痺してくる。男性の看護師さんやお医者さんに、いちいち気を遣ったり遣われたりしていては、お互いに疲れてしまう。わたしの身体はモノなんだ、と心が自然にはたらく。それが良いことなのか、悪いことなのかはわからない。けれど、少しずつ、医療者に対して身体を晒すことや接触への抵抗を、〈女子〉的感覚を、消し去った」

「内視鏡のプロ、職人芸を目撃す」……「内視鏡の検査は、いたって苦しい。上から入れる胃カメラも、下から入れる大腸の検査も、どちらも大変である」

「オアシスには稀なる内視鏡の『名人』がいる」との風のうわさ、「名人」は褒め上手なのだった。

「そうそう、とってもお上手ですよー、いいですよー、もうちょっとですよー、お上手」

苦しいことは変わらないけれど、終わった後の精神状態が違うのだ。「辛かった」ではなく、「ふう、ひと仕事頑張れた」って感じになる。なるほど、そうでしょう。

「高級検査、PET-CTにお出かけ」……「これはオアシスに設備がないので、外部の病院に、クマ先生が予約を入れてくれた」

「この検査、自己負担額が高いんだけど……大丈夫？」

PETは、もちろん犬や猫など愛玩動物のことなどではなく、放射性同位元素を用いて悪性腫瘍などを突き止める検査だ。

「一つのたった一回の検査に、ウン万〜十万円くらいという値段を聞き、発病から一年以上医療機関をさまよった娘の治療費、これからの入院費に窮乏するムーミン谷のパパママの顔が浮かび……、で、でも、もし悪性腫瘍だったら、こ、困る。てゆうか死ぬ。二十五歳の乙女の命には代えられない、とその時は思い……」

その時でなかったら、別の観点もあったであろうか？　乙女は検査を受けるのだ。

「まず静脈注射で薬剤を注入し、時間を置いて、三十分くらいかけて撮影をする。また時間を置き、再撮影。疲れたけれど、ＭＲＩみたいに騒音がするわけではない」

「しかし、日本の大病院は、とにかく混んでいる。この日も、ＰＥＴ-ＣＴの検査にきただけだが、人の多さ、待ち時間の長さ、受付・会計カウンターの慌ただしさに辟易し、ぐったりしてしまった。これでは病院に通うだけで具合が悪くなってしまう」

「ネームバリューのある病院ほど、患者が殺到する。マスコミに出ちゃったりなんかすると、当然、全国からわんさかいらっしゃってしまうのだ。患者は藁をもつかむ思いであるわけで、必死だ。「〇〇病院信仰」みたいなものもある。何事も、ザ・ブランド力」

　これは、いったい、どういうところなのだろう。この異様さを、誰もが黙って呑み込んでいるということなのであろうか？

「恐怖、妄想のマルク」……「骨髄穿刺（マルク）もしんどい。……要は、骨髄液を採取する検査である。白血病等をはじめとする血液疾患の患者さんは、定期的に受ける検査だ。こう、「針」ではなく「釘」としか言いようのない、つまりはクギのついた巨大な注射を、一応局所麻酔をして、腰にぶすっと突っ込み、ゴリゴリと力任せに腰骨を突き刺し「ヒュッ」と骨髄液を採取するのだ。……刺されるのも苦痛だが、あの、骨髄液を抜かれる「ヒュッ」という何とも言えない嫌な感覚……」

「で、何の病気……？」

これまでの検査で分かったことは、悪性腫瘍らしきものは幸いにして発見されなかったということだ。

だが、それでメデタシとはいかないのである。クマ先生の次の一手は、オアシスに外部の病院から週に一度にやってくる「アメリカ帰り、スーパー東大的、世界的、神経内科のダンディ先生」の診察室に送り込むことであった。「ダンディ先生のご専門は、脳出血、脳梗塞などからくる麻痺などの疾患である」

「「なるほど……大変これは……うん……珍しい……判断が難しい……」

せ、世界のダンディをして「珍しい」と言わしめる奇病なのか。

「これは……うん……やはり筋肉……。僕が今考え得る、日本に数人の選択肢から……」

わたしはどうやら、何か特別な検査をするために「日本に数人」しかいないという筋肉の専門家のところへ、いったん送還されるらしい（引用者注　送還ではないだろう、派遣か？）」

さて、その送還（？）先は如何なるところであったか？

「その病院は、うす暗く、オンボロく、独特のオーラが建物全体から放たれていた。……指定された神経内科で受付を済ませ、ただじっと待つ。よく周囲を見回すと、隣のブロックは「小児神経科」と表示が出ている。こんなところに子どももいるんだな、とふと視線をそちらに向けた時。

……わたしは、人間として、ほんとうに恥ずべきことに、内心、絶句した。おそらく、頭蓋骨が先天的に変形していて、ヘッドギアのような装置を付け、電動車いすで目の前を通過していく男の子。眼球が飛び出し、ベッド上に寝たきりで、人工呼吸器を付けながら移動してゆく女の子。重度の障害、難病を抱えた、子どもたち。わたしは、わたしは、わたしは。わたしは、ただ、その場に座り、見つめることしかできなかった。何も、言葉は思考として浮かばなかった」

「わたし以外の入院患者さんは、全員、寝たきりか、電動車いすだった。多くのひとが、ほぼずっと、ずっと、たぶん、ずっと、この病棟しか、行き場のないひとたちだった。住民票がここにある患者さんも、いた」

「初日、キテレツ先生の助手の若い医師が、病室で、他の患者さんのいる前で、わたしにこう言った。

「この人たちの疾患は、知的な部分まで及ぶものですので、あんまりまともに話の相手はしないほうがいいですよ」

わたしは。

転院三日目の朝、壊れた。何も考えられないのに、涙が止まらなくなった」

「キテレツ超電導電流地獄」……「キテレツ先生は、日本で数人しかいない特殊な筋肉・神経系難病のプロであり、日本でトップを争う仕事中毒医師である。わたしが見たところ、ほとんどまともに家に帰っていないようであった。というか、病院内に生息している疑いがあった。髪はボサボサ、シャツもズボンもクタクタ、白衣もハゲハゲである。神経内科の外来、病院の運営、病棟の管理、弱者たる患者さんを守ること、全部をしょって立ち、振舞いも言動も完全にC-3PO(『スター・ウォーズ』に登場する早口ロボット)化している。

「じゃ、今夜、外来が終わってから筋電図からやろうね!」

そして、夜、外来終了後。車いすを持って颯爽と、キテレツ先生がわたしを連れ去りにやってきた。わたしにとっては、地獄への誘拐犯である。しかも、今、夜七時過ぎなんですけど……。

謎めいた見慣れない電子機器、電極らしきものが散乱する小部屋に、到着した。ここが、恐怖の検査室である。ビルマの民主化運動家、政治囚が刑務所で受ける拷問を、思わず連想する。ご、拷問部屋!

謎の古ぼけたマシーンの横のベッドに、ボロボロの身体を横たえた。キテレツ先生が、電極のついた針を、シャキーンと構える。

「じゃ、いくよ! 痛いけどごめん! しばらく我慢して!」

……………(ブスッ)……………(グリグリ)……………………!!!!

「いでででで! いたいよーいたいよー!」

筋肉まで針を刺してグリグリするのだから、そりゃ直球で痛い。

「うーんごめんごめん、うーん痛いかーごめん、うーんでももうちょっと、うーんもうちょっといいグラフが……。うーんこっちも。うーんもうちょっと」

結局一時間近く、かかった。刺されっぱなし。病棟に先生と車いすでビューンと戻ったときには、夜九時を過ぎていた。まず、これが二日間続いたのである」

「そして、そして。さらなる電流地獄が待っていた。神経伝導検査である。また、またしても、

「じゃ、今夜外来が終わってからやろうね！」

と言い、キテレツ先生は去ってゆく……。夜、八時（！）。車いすで……拉致される。

手の指や、足の指、腕、腿などに電極を装着し、「バチッ！」と電流を流し、その伝達速度を計算する検査らしいが……そんなことはもはやどうでもいい。これを「拷問」と言わずして、なんと言おうか。とにかく電流をバチバチ、一時間も二時間も、身体に流され続けるのである。静電気の超強力なやつを。痛い！　死ぬわ！

キテレツ先生は、スーパー東大卒の、相当の凝り性と粘り強さを兼ね備えた、研究熱心なお方である。

「うーんうーん痛いねー」と言いつつ、

「いやーうーん、もうちょっといいデータがほしいなー、うーん、ここもやっといたほうがいいよなーうーん」

検査においても相当の粘り強さを発揮する。

この日、病棟のベッドへ戻ったのは、夜の十一時であった。

この検査も、またしても二日間連続で、おこなわれたのである。すっかり、廃人となりゆく。ビルマの政治囚って、えらいよな………」

「絶叫！阿鼻叫喚！麻酔なしオペ！」……「ふっ、まだまだ、こんなの、序の口なのだ。この転院検査の「本番」は、「筋生検」である。……ま、麻酔なしで、筋肉を、切り取る手術！ どうやら、麻酔をかけると筋肉組織が変質してしまうので、顕微鏡で筋肉の炎症の状態を調べるためには仕方ないらしいが……

「意識のあるオペだから、好きなCDをかけていいですよ」

と、前日にオペ内容の詳しい説明を受けながら、オペ室専門の看護士さんに言われる。

キテレツ先生が、わたしの左腕、二の腕部分に、表面だけの局所麻酔をする。麻酔の注射だって、立派に痛い。そして、メスが、入る…………。

切られているのが、はっきりわかる。局所麻酔程度で、炎症している肉を切られる痛みが和らぐはずもない。はい、続いてキヨシローのBGMが流れはじめる。

Hey Hey Hey どうなってるんだよー♪
Hey Hey Hey 麻酔なしかよー♪

「ぎゃあああああああいたーいーいたい――」

阿鼻叫喚、絶叫するほかに、何ができるというのだ。

キテレツ先生は、日本で数人しかいない、筋生検のスペシャリストでもある。慎重かつ、粘り強く、熱心である。神経や血管を避けながら、ジックリ、ジックリ、切り進める。

次第に、気が遠くなってくる。いっそ、気絶したい。

……結局、予定時刻を大幅にオーバーして、二時間、切られ続けたのであった。合掌」


この送還先の病院での貴重な経験を、更紗さんは後に「ワンダーランドの思ひ出」として綴っている。地獄の日々をワンダーランドと転じるところが、まさしく彼女の面目ともいえるわけだが、それをここまでの纏めとして、そのまま以下に転載しておこう。

「ワンダーランドの思ひ出」……「壮絶な地獄のごとき十日間の検査転院の日々であったが、この頃のわたしは、まだ病名もついておらず、その後やってくる、さらなる上の、上の、上の、ハイパー地獄の難病治療の過酷さも、難病「特定疾患」の制度のなんたるかも、ステロイドのなんたるかも、障害や医療制度のなんたるかも、とにかくあらゆる「現実」のすべてを、何もわかっていなかった。

突然、難病ヒルズに上京してきた、おのぼりさん状態である。それゆえ、これだけ酷い目にあっても、精神状態は、深刻な「鬱」にまでは至っていなかった。いや、もちろん、相当弱ってはいたが。

今思えば、あの病院は、わたしにいろんな大事なことを教えてくれた。重度の障害や、難病、あるいは精神疾患を抱えた人たちが、日本社会の中で、どういう扱いを受けているか。「現実」とは「矛盾」とは、何か。弱者にされるとは、どういうことか。研究室にいくら籠っていようが、一生、実感として学ぶことはなかっただろう」

身をもって「難」に当たる。その直中から、彼女は学んだことを、私たちに伝えようとしている。その本質は何なのか。それを私たちは汲み取らねばならない。

特定疾患の認定を受ける

キテレツ先生は検査結果をもとに書類を作成してくれた。通称「特定疾患」、すなわち「東京都難病医療費等助成制度」認定のための書類である。いよいよメデタクお墨付きがいただけることになった。これで押しも押されもせぬ立派な難病患者誕生である。

「クマ先生・パパ先生が下した診断は、二つの疾病の、併発。

〈皮膚筋炎〉

〈Fasciitis-panniculitis syndrome（筋膜炎脂肪織炎症候群）〉

皮膚筋炎は、東京都が認定する「難病医療費等助成制度」に該当している。この制度に申請すると「医療券」が発行される。一医療機関に対する保健診療費ぶんの自己負担限度額が一定額になり、医療費の負担がある程度軽減される。

だが、差額ベッド代などの自己負担費用や、たとえ薬の副作用や原病によるものだったとしても、歯科や眼科、その他合併症等の疾病の診療にかかる医療費には、適用されない。つまり、オアシスでもお金はかかるし、オアシス以外の病院に行く時は、実質この「医療券」は使えない。とにかく、お金が、かかります。とっても。

アンビリーバボーなことに、「難病医療費等助成制度」に該当すれば、まだまし、とすら先生たちに言われた。希少な、患者数が少ない難病や、逆に人数が多すぎる難病の患者さんは、この制度すら使えない。どのくらい病状が重いとか、どのくらい苦しいとかは、まったく関係ないのである。

いくら、一応国民皆保険制度が存在していて、一定額以上の高額療養費払い戻し制度があるとはいえ、病院の窓口の会計で支払うための、月々何十万、何百万という現金を、一生用意し続けなければならない。それって、相当のお金持ちでないかぎり、ほぼ、死刑宣告のような状況になり得るのではないだろうか」

発病から、約一年。検査、検査の日々を終え、いよいよ診断がついた。ここから治療がはじまる。そして、やがて目覚ましい成果がおのずから……期待されるところ。だが、

「まだまだまだ、こんなの、序曲に過ぎない。

「難」は、これからなので、ございますよ。

「冬」が、絶望が、やってくる」
……のだそうだ。

ウサギさんの平和主義

ところで難病とは簡単にいえば克服しがたい病気のことである。その克服しがたい問題の中に実は病気ソノモノとは別次元の壁が立ちはだかっている。そのことは案外に知られていないようにも思う。いや、知られていないわけではない。当り前すぎて失念していたりする場合も多いということである。

たとえば、結核は戦前には死病として怖れられた。ペニシリンやストレプトマイシンの登場で、もはや今日それほどの恐怖をもたらすものではなくなった。それでも抗生物質の登場以前にだって結核で誰もが命を落としていたわけではない。転地療法というのがあって、季候の良いところで養生して、すなわち日常生活のストレスから離脱、美味いものを食って体力・免疫力を涵養する。そういうやり方で克服していた例がいくらでもあった。このことは結核に限るわけでもない。コレラやペスト、天然痘のようなものが猛威を振るっても生き残るものはちゃ〜んと生き残っている。

病気をする。難病に見舞われる。だが、それも自分が生きているということが前提なのである。

生きているとは、即ち、大前提として日々の生活が立ち行くということである。日々、生活苦に追われて転地療法を夢見るわけにはいかない。難病の難たる由縁は、即ち、生きているという状態を如何にして担保しうるかという問題ともいえる。生活難では贅沢に病気などしてはいられない。生きることとソノモノが難である、そういう状況だってある、というわけだ。

生きているという状態を如何に確保していくか。難病認定を手に入れた更紗さんの闘いは、ここからがいよいよ第二幕となる。

「申請書類激戦ライフ、スタート」以下は、認定された事実をもって申請、行政に働きかけて援助を引き出す過程が描かれることになる。自身、身動きもならぬ身で役所を駆け回らねばならぬという理不尽。またそんな渦中、さまざまな人に助けられ、また思いがけなくも、そんな中で、掛け替えない恋人との出逢いなど、スリルとサスペンス。息も継がさぬ、話題に事欠かない楽しい読み物になっているが、それを一つ一つここに記すことはしない。問題を軽く見ているからではない。彼女が記していることは今日の我が国が抱える深刻な問題群を明らかにしていて、それらの問題解決のためには誰もが真剣に考えなければならない問題を含んでいる。実際、「笑える難病モノ」などというエンタメ的評価からは取り落としてしまいかねない重大な指摘ばかりである。ありとあらゆるものを真面目に扱うことを無粋なこと、それがあたかも時代の流行とでも言わんばかり、爛熟・頽廃に身を任せていればよいというわけに行かぬこと、無論なのである。

難病ソノモノとの闘い、治療も重要だが、生きている、生き続けるための条件を如何に確保するか、その方が更紗さんにとって（多くの、殆どの人たちにとって）は先決なのである。それが私たちの社会の制度として、難病当事者にとって、如何に理不尽で不親切なものになっているか、そのことがユーモアを交えて更紗さんらしい慎ましさで語られる。内容はある意味で告発とも取れるものだが、彼女は決して他者に刃を向けることはしない。むろん自虐的というのでもない。はじめから武器を持たないウサギのような心情が持ち味とでもいったらよいだろうか。

更紗さん、ご危篤

肝腎の問題をすっとばして先へ進む。敢えて、その先へ。むろん、そこにも別の肝腎な問題が存在しているから……。そんなことは、今更いうまでもない。

私が検討してみたいのは、その後、どんな治療がいったいなされたかという点である。一年かけて周到な検査がなされ、その結果として診断が下された。診断に基づいて治療がなされたはずである。そして、期待された成果が更紗さんを待ち受けている、と思いたい（註3）。

さて、診断が確定して、いよいよ治療がはじまった。

「宇宙プロフェッサー、パパ先生、クマ先生、みなみなさま一様に、「ステロイドね」「ステロイドがね」とおっしゃられる。……「ステロイド」というのは、人間の「副腎」というちっちゃな臓器が出す、「副腎皮質ホルモン」を人工的に合成した薬である、らしい。……人間は、毎日五ミリグラムぐらいずつ体内で分泌されるこのホルモンによって、ストレスや苦痛に耐えている。「炎症」と「免疫の暴走」を抑えこむ、自己免疫疾患にとって欠かせない対処療法の命綱だ。要は、「難病」を「治す」すべはないので、このわたし自身を攻撃しているわたし自身の免疫を、力ずくで押し込める」

作戦である……方針なのだそうだ。

「十一月十七日。「プレドニン」(ステロイドの薬の名前)、一日六十ミリグラムの経口投与、開始。ステロイド治療の原理原則は、「ドカッと投与、次第に減量」である。何故か。ダラダラと少量から増量したり、中途半端な投与を続けると、効果がだんだんなくなってきて、副作用だけが残され、治療薬として使えなくなってしまうからだ。半端な使い方は「タブー」なのである。よって、わたしも教科書通り、体重一キロに対して一ミリグラム、毎食後プレドニン五ミリグラム錠×四＝二十ミリグラム、合計一日六十ミリグラムの投与が、はじまった」

反応は、実に劇的だった。

「飲み始めた直後から「ドッキドキ」が止まらない。……心拍数、血圧の実測値は異常がないのに、もう、それはそれはひどい動悸と高揚感がするのだ。何と表現すればいいのだろう。「初恋の人に告白する五秒前」の状態が、二十四時間絶え間なく、続く感じ？

……担当の看護士Mさんに「眠れないよ。ドキドキするよ」と訴え続け、最初の数日は「リスパダール」という、主に統合失調症などの治療に使われる薬を飲んだ。ぜんぜん役に立たない。

……お次は、「セレネース」という、またしても主に統合失調症などに使われる薬の、筋肉注射が登場した。これが運の尽き（?）であった。わたしは、あまりの苦しさにセレネースの注射をおかわりしまくった。とにかく、打って、打って、とナースコールを押し続けた。プレドニン六十ミリグラムとセレネースは、わたしを、あっという間にショック状態、瀕死の状態に、陥れた。

十七日からプレドニンを飲み始め、二十一日には、全身の基本動作が困難な状態に陥った。震え、痙攣がはじまって、飲み食いできるどころのレベルではなくなった。……二十三日には、わたしは完全に「ご危篤」となっていた。二十四時間、絶え間なく全身が震え、痙攣し、身動きすることすらままならない。まぶたは閉じられず、眼球は見開いたまま。打ちのめされた決定打は、「話せない」ことだった。

頭の中は、完全に「正気」である。認識・思考はいたって正常に機能している。けれど、それを、口にすることができない。言葉が、出ない。意思を表示する術が、なにも、ない。いわゆる「閉じ込め症候群（locked-in syndrome）」状態である。

朝いちばん、六一九号室に走ってやってきて、わたしの姿を見た瞬間。クマ先生は、真剣な大きな声で、顔を近づけて、

「中止、中止します。プレドニンも、セレネースも、全部中止するからね」

と言った。

わたしは、先生に、いろんなことを聞きたかった。話をしたかった。どうしてこうなってしま

ったのか、何が悪かったのか、これからどうなるのか。中止して、元に戻るのか。元の状態に戻って、ふたたびのステロイド投与以外に、何か選択肢があるのか。ここまで、こんなに我慢してきたけど、いろんなことに耐えてきたけど、やっぱり、だめなんですか。わたしは、わたしは。

でも、そのとき、渾身の力を振り絞って、ようやっと出せた言葉は、

「せ……せ……ん……せ……い……………」

という、一言、だけだった」


「翌二十四日、依然として「ご危篤」状態が続き、何日間も眠ることすらできず、もう時間の感覚も、周囲の状況も、朦朧としてよくわからなくなっているなか、目の前に突如、二匹のムーミンが現れた。そうか、「ご危篤」だから、さすがにクマ先生は、福島のパパママを呼んだのか。

あ、なんか、二人が、泣いている。

目の前にパパとママがいるはずなのに、遠く、遠く、現実感がない。言葉も、一言も出ない。

ただ、身体が勝手に、震え続ける。

ごめんねえ。なんで、こんなことになっちゃったのかなあ。

なんで、なんで、かなあ。

「さらさちゃん、さらさちゃん……」

ママの声が、聞こえる。わたしの、痙攣する手を、握っている。

「こだことさなって………さすけねからな、いぐなる」

（標準語訳：「こんなことになってしまって………大丈夫だからな、よくなる」）

パパも、何か、ふぐすま（福島）弁で、言っている。

正直に言うと、この「ご危篤」状態の間の記憶は非常にぼんやりとしていて、断片的で、よく詳細に覚えていないのだ。ただ、ひたすら苦痛であった感覚だけが、フラッシュバックの残像のように残っているのみで。思い出そうとすると、脳の奥底が「ダメだ、開けるな」とドアを閉じる。

先生に呼ばれて福島からすっ飛んできた両親によれば、「焦点の合わない目がギョロギョロして、ベッドの上で固まっているかと思えば突然ブルブルとひきつけを起こしたようになり、こちらが何と声をかけても反応がなく、わたしたち父母を認識しているかどうかもわからず、娘の変わり果てた姿に茫然とした。ほとんど植物人間のようだった」そうである」

期待は裏切られ、治療は失敗に終わったようだ。それどころか患者を命の危険に曝してさえもいる。そもそも、これは治療といえるのであろうか。この治療はいったい何をめざしていたのか。たとえば、更紗さんの苦痛をプレドニンの投与によって緩和できる。あるいは治癒への足掛かりを築くことができるという見通しの中で治療がなされているのだろうか。あるいは、単にこれ以外の選択肢がないので、取り敢えず、プレドニンでもやってみましょう、そんな考えでやられていたのであろうか。だとしたら、「ここまで、こんなに我慢してきたけど、いろんなことに耐えてきたけど、やっぱり、だめなんですか。わたしは、わたしは」という彼女に対し、医療は倫理的な応答ができているといえるのかどうか？

ひょっとして、難病だから治らない、治らなくていい、そういう暗黙の了解でもが医療の現場ではなされているのではないか。難病とは治らない病気なのだから、治せるわけがない、治す必要はない、責任もない。それなら、こういう患者を引き受けて、医療現場はいったい何をしようというのであろう。

巨大な医療システム、そのなかには、その権威を象徴するプロフェッサーが中心にいて、パパ先生、クマ先生、その他、さまざまな医療従事者がいる。オアシスの中では安心して信頼性の高い治療が受けられるはず、そうでなければならない、と私たちは思いたいのである。

思いたい。だが、その実体はそういった思いに到底寄り添えるものではないということが更紗さんの報告からは垣間見えてくるようである。権威は、それを権威と認めてくれる心性があってのことである。私たちが闇雲に信頼しているかぎり権威は権威である。そうあって欲しいという心とは裏腹に実体が失われていても、権威を担ぎ続けることは可能であろう。けれども、それもやがて化けの皮が剥がれて「王様は裸だ」ということが暴露されることにならぬという保証もないわけである。

例の「ご危篤」があって、「二十三日からプレドニンとセレネース含め、すべての投薬が中止された」そうである。さて……

「クマ先生が何事かを考えあぐねているのは、雰囲気でわかった。次に打つ手は、切るカードは、果たしてあるのだろうか。

キテレツ先生の超電流地獄、麻酔なし筋生検手術に引き続き、またしてもさらにハイレベルな「廃人」ワールドへ足を踏み入れてしまった。休息しつつ、徐々に通常の会話ができる程度に回復してきたところで、

「こういうやり方は、通常、しませんが」

「教科書的には『タブー』だけれど、勝算は、ありますよ」

クマ先生からの次のサジェッションは、つまり、こういうことだ。

ステロイド治療の原理原則を無視し、まずプレドニン五ミリグラムからはじめて、徐々に投与量を増やしていく。その後のことは、経過を見て、それから考える。

何が起こるか、どうなるかは、病態も治療法も前例がないので、はっきり言ってよくわからない。チャレンジというか、出たとこ勝負というか、道なき道をかきわける、まさしく、病気との頭脳合戦である。この勝負を切りぬけられるかどうかは、先生の力量と、わたしがどこまでこらえられるか、にかかっている」

更紗さんは実に寛容なのである。クマ先生の思いつき、原理原則を無視してというのだから、

思いつきに相違あるまい。当てずっぽうというのか、あるいはもしかしたら天才的ひらめきか。あるいは、クマ先生の脳みそに、いよいよ狂気が忍び込んできたか。それにも、更紗さんはＯＫを出したわけであろう。ウサギさんとしては身を任せるほかないのである。

治療は完全に失敗している、と私には思われる。この間の経緯を見ても、その後の入院治療の全経過からも、そう判定せざるをえない。ステロイドを唯一の頼みとして、当てずっぽう、デタラメ、当たるも八卦、当たらぬも八卦、これは実際は治療などとは到底いえないお粗末なものではないだろうか。治療に当たった医師たちの考え、申し開きをジックリ訊いてみたいものである。

災いを捜しに……

私自身の遠い記憶の中から、ひとつの話が浮かび上がってくる。それは「片眼の魔女」という話。アファナシェフが編纂した『ロシア民話集』に収録されているから、ご存知の方がいられるかもしれない。更紗さんの受難に思いを寄せるうち、いつの間にか、その話のことが繰返し、私には思い出されるようになった。むろん故なきことではない。それにはちゃ〜んとした理由がある。更紗さんが、いままさに経験していることが、その話「片眼の魔女」が語る内容ソノモノではないか、そうした驚きが、私にあったからである。

そのことに触れるまえに、私事に関わることを少々、どうしても記しておきたい。

実は、この話を私が知ったのは大変ふるい。大昔のことである。百年前と言いたいけれど、それほど古い。私がモノごころ付いた頃、枕元には二冊の本があり、その一冊が宮澤賢治『貝の火』、そして、もう一冊がこの『ロシア民話集』であった。

私が生まれたのは一九四六年、敗戦の翌年である。モノのない時代であったが、父親の友人でもが子供のために土産に持ってきてくれたもののようだ。親が買い与えたものではない。この二冊の本と出逢ったことが、ある意味、運の尽きだった。幼い頃、毎夜毎夜、胸を轟かせながら読んだ記憶が、私にはある。私の賢治贔屓、ロシア贔屓は、この時代に淵源があって、これはかりはどうにもならないことである。

さて、その『ロシア民話集』の現物を、先頃、神田の古本街で偶然見つけたのだった。これには大変おどろいた。胸が高鳴った。思いがけない美本、価格も手頃な掘り出し物であった。即座に購入!

タイトルに『お母さんの影』とある。そうそう、そうであった。「ろしあ民話選」と銘打ってある。「ろしあ」なのである。訳者は神西清氏、河出書房が発行所となっている。私が手に入れたのは再版で昭和二二年七月三〇日発行、定価三拾二圓とある。因みに初版は昭和二一年一一月一〇日発行となっている。国会図書館で調べてみると定価は拾三圓。敗戦直後、混乱期の物価急騰ぶりが当然ながら窺える。

閑話休題。さて、いよいよ話の中身に入っていこう。


むかし或る所に鍛治屋がゐた。

「いやはや、俺はこの年になるまで」と、鍛治屋は独り言をいつた、「災難といふものにお目にかかつたことがない。人の噂では、この世には災の神といふものがゐるさうだ。ひとつそれを捜しに出かけてみよう」


そこで、お酒をどつさり飲んで、出かけて行つた。


途中で、仕立屋に出逢つた。「今日は」と、仕立屋が言つた。

「今日は」

「どこへお出かけですかね」と、仕立屋がたづねた。

「いや兄弟、人の噂では、この世には災難といふものがあるさうですが、わたしはまだ、ついぞお目にかかつたことがない。だからこれから、それを捜しに行くところですよ」

「それぢや一緒に行きませう。わたしも仕合せ者で、この年になるまで災難に逢つたことがない。ひとつどんな物だか、見に行きませう」


いきなり、何だか不穏な気配である。あるいは奇怪なる問題提起とでも言おうか、話のはじめから……。無謀ともいえそうな冒険に乗り出して、望み通り、願い通りに、二人は災難に出逢うのだ。「片眼の魔女」は、そういった話である。

二人が連れ立って行くと、やがて深い小暗い森に出た。森の中の細い道を行く。すると、一軒の百姓家に辿りついた。案内を請うが人がいない。中に入って休んでいると、そこに突然、背の高い、痩せた、みっともない、片眼の婆さんが入ってきた。婆さんが言う。

「まあ、お客様だつたのね。今晩は」

「今晩は、お婆さん。今夜はひとつ、この屋根の下に泊めて貰ひますよ」

「お易い御用ですとも。おかげでわたしも、晩ご飯にありつけますよ」

いやはや、いきなりコレなのだ。魔女は大きな薪を竈に投げ込んで、火を点けた。それから二人のそばへ歩み寄ると、そのうちの一人、仕立屋の方をつかまえて、首を斬り落し、まるで雛鶏のように手早く臓腑を抜いて竈の火に掛ける。鍛冶屋の方は生きた心地もなかったろう。鍛冶屋はさてどうしよう、なんとか命の助かる工夫はあるまいか、頻りに考えはじめる。ここぞという、いよいよの正念場で智慧を絞り出そうというわけだ。

「お婆さん、わたしは鍛冶屋なんですよ」

「なるほどね。そこでお前さん、何が作れるかえ」

「なんでも出来ますよ」

「ぢや、わたしの片眼を作つてお呉れ」

「お易い事ですとも。ですがね、お宅には紐がありますかい。それであなたを縛つて置かないと、あなたは大人しくしてゐないでせうからね。なにしろ片眼を押し込むのだから大変ですよ」

その後、当然いろいろと紆余曲折がある。民話の体裁に沿って型どおりに話は進んで、最後はかくかくしかじか……、話を端折ろうと思ったが、この際、大胆に寄り道を楽しむことにしたい。生涯の始まりに出逢った、私にとって特別な物語である。お許し願う。

魔女が用意した二本の紐、一本は弱く、もう一本は丈夫。鍛冶屋は、まず弱い方の紐で魔女を縛る。

「さあ、お婆さん。ひとつ抜け出してご覧なさいな」

魔女は身をくねらせ、身をくねらせしてゐるうちに、たうとう紐をぷつりと切つてしまつた。

鍛冶屋は、

「それぢや駄目ですね、お婆さん。その紐ぢや仕事になりませんわい」

と言つて、もう一本の太い方の紐を手にとると、今度はしつかりと魔女を縛りあげてしまつた。

「ぢやあ一つ、その紐を解いてご覧なさい」と鍛冶屋が言ふと、魔女はしきりに身をくねらせてみたが、今度は紐が切れなかつた。

そこで鍛冶屋は、大きな釘を持つて来て、かつかと起つてゐる火でよく焼いてから、いきなりそれを魔女の眼へ……明いてゐる方の眼へ当てがつた。その間に片手で斧をつかむと、峰の方で力まかせに、その釘を打ち込んだ。魔女は、ありつたけの力を振りしぼつて、紐を切つてしまふと、そのまま立ちあがつて、部屋の閾に立ちふさがつた。

「ええ、この悪者めが」と、魔女はわめき立てた。「今度はもう逃がさないよ」

鍛冶屋は、これは困ったことになったと思う。部屋の隅で気配を殺し、腰を下ろして、「どうしたらいいだろう」、思案に暮れる。

やがてそこへ、羊が野原から一匹また一匹と帰って来た。魔女は羊たちを部屋に入れて、夜を過ごさせる。鍛冶屋もやはりその百姓家で夜を明かすことになった。

朝がくると、魔女は起きて、羊をおもてへ出してやりはじめた。そこで鍛冶屋は、羊の毛皮で裏打をした外套を手にとると、毛が表に出るやうに裏返しにした。それから両手を袖にとほして、すつぽり毛皮を着込んでしまふと、まんまと羊になりすまして、魔女の方へ這つて行つた。魔女は、羊の背中に一々手を当てがつてみて、本当にそれが羊の毛かどうかを験してみてから、一匹づつ外へ出してやる。そこで鍛冶屋も、羊のうしろについて這つて行つた。魔女は鍛冶屋の背中の毛にさはつてみてから、外へ出して呉れた。

息詰まるようなシーンだが、鍛冶屋はようやく虎口を脱するのである。魔女と人間との智慧くらべだ。だが一難去って、また一難。話は終わっていない。まだまだ続く。それは不用意に発せられた鍛冶屋のひと言から……。


ところが鍛冶屋は、首尾よく戸口を出てしまふと、むつくり立ちあがつて、かう叫んだ。

「あばよ、魔女さん。あんたのおかげで、災難といふものを、とつくり味ははせて貰つたよ。かうなつたらもう、わたしに指一本だつて手出しは出来まい」

「ちよつとお待ち」と、魔女が答へた、「今にもつと酷い目に逢はしてやるから。まだまだ、助かつたと思ふのは早いよ」

鍛冶屋は、森の中の細い道を、とぼとぼと帰つて来た。すると不意に、目の前の木の枝に、黄金の柄のついた斧がかかつてゐた。鍛冶屋は、それが欲しくてならなかつた。

さてそこで、鍛冶屋がその斧をつかむと、手がくつついて離れなくなつた。さあ困つた。いくら引張つても、どうしても取れない。うしろを振り返つてみると、魔女が追いかけて来て、かう喚きたててゐた。

「ええ、この悪者めが、まだぐづぐづしてゐるのかえ」

そこで鍛冶屋は、懐中から小刀を出すと、自分の手くびを切りはじめた。すつぱりと切つて落すと、一目散に逃げ出した。

やがて村に戻つて来た鍛冶屋は、会ふ人ごとに自分の腕を、やつと災難に逢へた証拠に見せるのであつた。
「ねえ、よく見て置きなさいよ」と、鍛冶屋は言ふのであつた、「災難に逢ひたいなんて考へると、こんな事になるんですよ。わたしは片手を無くしてしまふし、道づれの仕立屋さんは、すつかり食はれてしまつたのですからねえ」

みずから「難」の「当事者」になる

この世の困難に出逢いたい。福島ムーミン谷で幸福な日々を過ごした女子が、ふとした機縁から、ビルマ難民救援活動にのめり込んでいくことになった。これを単なる興味本位と片づけるわけにはいかない。世界について知ること、学ぶこと、今を生きるとしたら、誰もが時代が抱える困難と向きあわざるを得ないであろう。

ひと昔、いや、ふた昔ほども前なら、女だてらにそんな無謀なことをして、と世間からは一笑に付されるところであった。ところが、いまや時代がそのような元気な、また知性豊かな女子を輩出することになっている。女子が冒険の最前線に立って、むしろ男子たちの影の薄いことが、むしろ気に掛かる。

災いの神の正体を暴き出す。そんな超難問も女子あってのこと。冒険家としての資質、それを落語家の立川談志は「危険に対する恐怖心の鈍い奴」とシャレのめしたが、冒険への誘いは、それどころか、生きることの最も深い動機に根ざしたものである。

我々は状況の軛から自由とはいかない。さまざまな制約がある。そうした状況丸抱えの中から己れを踏み出していく。その小さな波紋がやがて世界を変えていくのである。状況に繋がれていることを自覚しながら（蛮勇のみで冒険はできない。そこに知性の裏打ちがなければならない）自由の名に懸けて己れを投げ出す。そのことをサルトルはアンガジュマン（投企）といった。コレ即ち、冒険とも言えるであろう。我々が生きることそのものを表してもいるだろう。

かくして「難」に身を投ずる。虎穴に入らずんば虎児を得ず、である。ところがビルマ難民支援に赴く彼女が、いつの間にやら自身「難病」を得ることになった。ミイラ取りがミイラに……、仕立屋さんのようにならぬことを願うばかりである。

「難」の探求者、もしかすると「傍観者」だったものが、気づいてみたら「当事者」になっていたという発見は意外だったかもしれない。だが、これこそ本当のテーマを遂に探り当てたということでもあったろう。迂闊にも気づいてなかったのは意識の方であって、深層心理の方は、むしろそれをこそ目指していたかもしれない。ビルマ女子の副作用から、いや、それこそ副産物、いやいや、まさしく本命というべきだろう、自分自身の「難」が見事に引き出される結果となった。いまや「わたしは、「難」の「観察者」ではなく、「難」の「当事者」となった」。誇らしくも、彼女はそう宣うのである。

自身、めでたく「当事者」となり得たこと、ここから情報が我々にむかって発信されることになった。その言や貴し、彼女はまるで水を得た魚のように「難」の世界を泳ぎ回り、「難」の何たるか、その実体を我々に知らしめんとしている。

難病の創り方

「クマ先生、パパ先生、ヨッシー先生、宇宙プロフェッサー先生、どうもどうも、いつもすみません。新型難病女子の発生は、先生方の激務の産物でございます」

著書の「あとがき」に更紗さんは、こんなことを書いている。自分自身がめでたく難病「当事者」となって書き上げられたユニークな作品の掛け替えない登場人物たちへの心からなる謝辞として読めばどうということもない。だが、一筋縄でいかない、柔軟で屈曲をうちに潜めた更紗さんの文体からは、そんな単純なことで済まない複雑怪奇なものが立ちのぼってくる気配がなくもない。

丸一年の検査で丸裸にされた更紗さんであった。けれども、蒲の穂綿にくるまることはおろか、いまは大黒様（大国主命）も登場しないのである。そこで更紗さんとしては非力本願、兎力《うさぎりょく》、筆の力に頼むほかない。そこに成ったノンフィクションであり、かつエンタメ作品、その矛盾を超えて成立した作品であることに『困ってるひと』は実に大きな存在理由があるのだといえる。

ウサギのように非力、無抵抗を装いながら、更紗さんは『困ってるひと』の舞台に先生たちを次つぎ登場させる。ひょっとすると、その舞台の上で、先生たちこそが丸裸にひん剥かれ、演じさせられていたのかもしれない。

更紗さんの苦境、苦痛はホンモノ、それに取り組む先生たちの熱意もホンモノである。ところが、全てがドタバタになっている。インチキじみている。ニセモノぶりが横溢しているようにも思える。一所懸命が、そのまま滑稽を醸し出す。それが筆の力というものだ。先生たちの権威も、実に滑稽に転じてしまっている。「先生方の激務の産物でございます」というわけなのだ。何が？　もしかすると、その主語は「新型女子」ではなく「難病の発生」そのものではないだろうか？　先生方は寄って集《た》かって「難病」作りに励んでいられる？　果して、これは穿《う》がちすぎであろうか？

生きる！

治療法がない、確立していない。そういう病気も少なくない。精密に検査を行い病名を確定していく。名付けが確定すれば処方がなされるわけだ。病気にはそれぞれ決められた処方（例えば投薬）があって、いわばスタンダードの治療がはじめられる。だが、治療法が確立していないものに対して、我々には一体どんなことが可能であろうか。

ひとりの人物に登場を願おう。春山満さんである。一九五四年生まれ、二四歳で進行性筋ジストロフィーを発症。九一年、福祉機器の開発やコンサルティング業務を主に手がける（株）ハンディネットワーク・インターナショナルを設立。

春山さんが、どんなふうにいったい危機を転じていったか、それは恐らくは「生きる」ことの本質を語ってあまりあるものであろうと思われる。その著書はタイトルがそのまま『生きる！』（クレスト社　平成一〇年）だが、その一節を引用させていただくことにする。


私が訪ねた大阪・豊中の国立刀根山病院は、近畿地方では有数の進行性筋ジストロフィーの専門病院だった。

私の症状と進行具合を問診した医師は、「数回の検査が必要で、結果が出るまでには三週間ほどかかる」と言った。そして、その日は血液を調べることから始まった。さらに運動機能を調べ、そして筋電図を取った。

我慢強いと自負している私だったが、この筋電図の検査だけは、さすがにこたえた。全身の筋肉に針を刺し電流を流して筋肉の反応を調べるのだが、針を刺したままで体を動かさなければならず、手足をわずかに動かすだけで激痛が走った。

検査が三週目に入ったあたりから、立ち会っていた数人の医師たちがしだいに色めきたってきた。検査データに並々ならぬ興味を示しているのが、私にもわかった。

そして、すべての検査を終えた医師は、私にこう告げた。

「春山さんの病気は、進行性筋ジストロフィーです。しかも日本では珍しい遠位型、ディスタル・タイプだと思われます。劇症型ではないので、すぐに命がどうのということはないんですが、ただ確実に筋肉細胞が侵されていきます。病気の原因が遺伝子にあるのはわかっていますが、それ以上詳しいことは解明されていません。治療法もないし、薬もない。現在の医学では進行を止めることはできません」

私は、それなりの覚悟はしていたつもりだが、医師の言葉を聞きながら、診察室の目の前の風景がゆっくりとフィルムのコマ落としのように流れていくのを見ていた。

オレはこの先どないなるんや。オレの人生は、あとどのくらい残されているんや……。

そんな思いが頭の中を駆け巡っていた。

「春山さん、半年ほど入院してくれませんか」

医師の言葉で我に返った。入院という言葉を聞いて愕然としながらも、このとき、私は、まだ自分の背負った宿命のようなものを受け入れたわけではなかった。しかし、受け入れる覚悟だけはしていたように思う。

「入院って、先生、ボクの病気は半年入院すれば治るんですか」

「いえ、先程お話ししましたように、進行性筋ジストロフィーは、まだ治療法も解明されていませんし……」

「じゃ、何のために入院するんですか」

「春山さんの筋ジスは、ディスタル型といってひじょうに珍しいタイプなんです。克明にデータを取らせてほしいんです」

「お断わりだ！　今、この病院には治療法もない、薬もない、進行も止められないと言ったじゃないか。医療がギブアップしてる病気なのに、入院してどうなるいうんや！」

私の中で、何かが弾け、激しい言葉が口をついた。

「オレはあんたたち医者のモルモットになって人生終えるつもりはない。あんたたちには面白い症例の一つかもしれないけど、オレにとってはたった一度の人生なんだ。もしここに三ヵ月、六ヵ月入院したら、オレのビジネスはどうなるんや。あんたらのモルモットになって人生棒に振るつもりはない」

医師と私の間に気まずい沈黙が流れていった。


これは驚くべき精神であろう。獅子のように吼える。生きることに賭ける気合い、尋常ではない。兎のような更紗さんとは対極にあるが如き……、けれども、これは簡単に優劣を競うようなものではない。兎の智慧はありとあらゆるものを呑み込んで、結果的に全ての経過を隈なく照らし出す力量を備えてもいるわけなのだから……。

それにしても筋電図の検査の過酷なること、我慢強さを自負する春山さんが音を上げるほどのものを、更紗さんにも課していた医師にはあらためて怒りのようなものを覚える。検査する立場のものには自分自身もその都度、同様の検査を受ける義務を生ずる、そんな法律を作って欲しい。これは半分冗談、でも残り半分は本気。そこが分かってないと相手をいたわる気持なんか起こってこない。そこが分からないと、相手を単なる実験対象としか思えなくなってしまう。身体という現実に対する想像力の欠如は、もしかすると、今日の医療における最大級の難問と思えるフシがなくもないからである。

医師は自分が何か善いことをやっている。親切で人助けをしている。そういった前提、そのうえに立って、それゆえ全ての罪を逃れているという錯覚を持っているかもしれないのである。医は仁術。そんな錯覚の中にいる自分を反省的に見つめ直すことが出来にくいところがあるかもしれない。そういった疑いを持つほどの教養が、今日的状況の中でこそ必要のように思われる。また、このことは医療を受け取る側にも同じことがいえるのではないかと思う。無条件的に医療に期待し、自分たちは親切、良心的、献身的に扱われていると思いたい。そんな錯覚がある。

効く薬が危ない

さて、いよいよ本論に入らねばならないが、その前にもう一つ、これは私自身の身近におこった難病ケース、それを記しておきたい。

Hさんは六十代後半、七十歳前の女性。三年前に不調を訴え、検査のすえ、真性赤血球増加症・本態性血小板血症という病気であるとの診断を受けた。この病気は極めて珍しいものだそうで、症例が圧倒的に少ない。原因不明、機序もよく分かっていないとのことである（註4）。

どんな病気なのかというと、骨髄がどんどん血球を作り出してしまうのだそうである。赤血球、あるいは血小板をどんどん製造する。作れなくなったら大変で、作れるのだから立派に働いてくれていると思いたいが、それは違う。バランスが肝腎なのである。

ある商品を注文した。注文したものが届いて安心していると、更に商品が届く。オマケが届いて結構というわけにはいかないのである。際限なく必要以上のものが届けられる。これはディズニー映画『ファンタジア』の世界（ゲーテ原作、デュカス「魔法使いの弟子」）であろう。スイッチ・オフの方法を知らない弟子が大胆にも魔法を行使した。さて、その結末は……というわけである。血管の中を過剰に生産された血液が犇《ひし》めくのである。

血液は使用期間が終われば破壊され、新たな血液が補われるということになっている。赤血球、白血球、あるいは血小板もそれぞれ必要なだけ壊され、必要なだけが補充される。であるとすれば、破壊以上に常に新たな供給があるというのは、身体にとって、そもそも異常事態であろう。これは福岡伸一氏が提唱されている「動的平衡」がまさしく破られようという事態なのである。

現在、Hさんは病状もそれなりに安定して、平穏な日々を過ごしておられる。仕事の量を以前に較べると減らしてはいるようだが、いまもって現役の美容師である。いまは月に二度ないし三度くらい治療に来られる。肩や首、肘や手首、背部の凝りなどが増して来れば調整にやってくるわけである。

以前、こんなことがあった。

大学病院の医師がしきりに抗癌剤による治療を勧めてきたのである。Hさんが逡巡していると、医師は「あなたは、この病気の本当の怖さが分かってないいんじゃないか」と迫ってきたそうである。治療をやるとすれば、選択肢は抗癌剤しかないということなのだそうである。

機序も分かっていない。もちろん治療法など確立していない。そんなときに抗癌剤しかないでしょう。やってみましょう。これは、やはり天才的ひらめき、あるいは狂気の沙汰というしかないのではあるまいか。生体実験にあなたの命を提供してください。研究者の私にはデータが必要なんです。研究者として名を挙げて……、そんな研究者の危険な火遊びに協力する謂われなど、あるわけないのである。命を脅かす病気に見舞われ、おまけに医師からも理不尽に迫られ、Hさんは、本当の怖さが身に滲みたに相違ない。このような本当の怖さ、災いについて、かの医師に、果してホンの僅かでも想像の及ぶところがあったであろうか?

抗癌剤治療によって、どんなことが期待できるのか、また、そのリスクは？　Hさんは医師に質問したそうである。はかばかしい応答がなかったのであろう。以後、抗癌剤の話は全く立ち消えになった。以後、Hさんは折にふれ、血液検査のため病院に通っている。血球の密度が上がってくると、ときおり瀉血を行う。余分な血液を捨てるわけだ。まことに原始的方法だが、素朴な方法は危険な副作用を免れている点で優秀な治療であるといえないこともなさそうである。

この甚だしく動的平衡、即ち、命を脅かしかねない状況がいったい何によってもたらされたか、それを不問に付するわけにはいかないであろう。

彼女は、その原因を更年期症状緩和のため用いられた薬、エストロゲンの長期にわたる処方ではないかと疑っている。彼女は元来、健康な方だったので、他の薬は一切常用して来なかった。これしか原因は考えられない。そのように疑うのである。むろん、科学的に論証することは彼女には不可能である。しかし、それが原因でないということを医師、製薬会社が証明することだって、おそらく簡単には出来ない。もしかしたら原因追及をやる気は端からないかもしれない。にもかかわらず、今日、新たな難病はつぎつぎと発生、出現しており、これからさらに……と、それを怖れないわけにいかない事態と思われるのである。

例えば、環境科学の世界では予防原則に立つことが最近では唱えられるようになった。高い蓋然性を有する危険、しかも取り返しの利かぬような危険に賭けていくことに妥当性などあるわけがない。有機水銀の垂れ流しが水俣病を生んだことは、今日では誰も異議を唱えないけれど、エストロゲンは一方で大変な効果があるために、それを使い続けることに躊躇いを持つ医師は多くないのが実情だろう。しかし、効く薬ほどアブナイということも常識として知っておかねばならないはずである。効くクスリが危ない。しかも、効く薬を便利に使う。これは一歩間違えると気違いに刃物ということになりかねない。

Mさんは三十歳を少し越えたほどの女性である。無月経状態が続いてホルモン療法を受けることになった。ところが、やがて全身に痛みがおこって歩行にも困難を生じるようになった。月経はいわば通常を取り戻したわけである。その副産物が過敏性の痛みとなってやってきた……。

無月経は疲労がもたらしたものである。疲労、あるいは過労から解放してやれば月経は戻ってくるはずである。そういった状況でもホルモン療法は目的を達してしまうのだから大したものともいえる。しかし、身体は抵抗して、痛みを放出したのであろう。Mさんはホルモン療法を中止して、ようやく痛みから逃れることができた。

性ホルモンのようなステロイド系は血液脳関門を潜り抜け、脳に直接作用、驚くような目覚ましい効果を引き出すことが知られている。同様に副腎皮質から分泌されるステロイドの人工合成物が今日では医療の世界でもてはやされていることは既に多くの方がご存知の通りである。

身体にとって、いわば伝家の宝刀の如き、精妙な働きを有するホルモンも化学的に正体が暴露され、人工的に合成され、安価に（?）便利に使用されるようになれば市場を賑わせながら、とんだ副作用がさまざまな形で広く深く浸透していくことを食い止めることは、もはや不可能なことなのかもしれない。更紗さんが遭遇した事件は、そういった今日的医療の現場が抱える問題の核心に触れていたゆえ、ただならぬ関心を呼んだという事情もあったかもしれない。

身体というリアル

医療の世界には様々なエポックがある。麻酔の発見によって手術《オペ》がやりやすくなった。これを進歩といわず、何を進歩といえようか。伝染病の脅威に対してはワクチンをもって対抗する。また細菌に対して抗生物質の発見なども偉大な一歩であった。そのような様々な脅威に対して人間的な操作（オペレーション）を加えることが可能となった。このことは紛うかたなき進歩である。確かに然りなのである。そして、ほぼ百年前にバイエル社のアスピリンが登場している。鎮痛・解熱剤が便利に使われるようになった。これも、まあ進歩に違いない。そして、今日の機運は一途にステロイドへと向かうのである。「ステロイドね、ステロイドがね、やっぱり、ステロイドでしょう」ということになるようなのである。

失われたのは身体というリアルであろう。今日までの医療にとってリアルだったのは我々の生身の身体ではなく微視的な世界、細菌やウィルスとの闘い、あるいは抽象化された病態、例えば自己免疫疾患、あるいは癌細胞といったようなものである。

もしかすると、医師は今日では専ら薬の斡旋業の役割を担わされているだけなのかもしれない。

身体を見ない。身体はローカルなもので一人一人事情が違っている。無限に多様。それに応えるのは大変だから、抽象して病名を名札として、それぞれに薬を投与してみよう、あとは実験結果を見た上で微調整していけばいいだろう。そういう考えで概ね往こうというのではないだろうか。その考えで往けば、具体的な一人一人の問題に言及する必要はないかもしれない。その往還のなかで身体は必然的に放置され無視されていく。医療の中で殆ど虐待のようなことが結果的に行われる。病者へのいたわりなど、もはやそこでは得難いものになっているやもしれない。

薬を撒いてやっつける。農薬の空中散布で田畑の害虫をやっつけるのと同様のやり方で病気を征圧する。空中戦のような感じで、身体に薬剤を投与し征圧できると考える。

さて、そこで何かと考えるとステロイドとなるのであろう。根拠があるわけではない。難病は正体不明で確かなことなんか何も分かってない。分からないから難病である。でも、「ステロイドがね」「ステロイドですよね」が奇妙な合い言葉のように飛び交う。それを根拠づけているのは、白い巨塔ともいうべき自分たちの空虚な権威だけかもしれないとは誰も考えないわけであろう。

なるほど、病気を専ら細菌やウィルスとの闘いという視野で捉え、考えると、そういうことになるのかもしれない。しかし、そうではなく闘う主役が科学的知識を動員した操作技術であるより、なにより生身の身体、命の当事者本人であるとすれば、考えてみるべきは身体自体の働きを整備・強化する観点がむしろなくてはならないのではないだろうか。徹底的な検査といっても、丸一年の試練（?）の結果が「悪性腫瘍らしきものは幸いにして発見されなかった」だけではあんまりだ。それによって体力消耗、疲弊させ、ボロボロになってしまった。これは治療として失敗であろう。いや、そもそも、これは本当に医療行為といえるのだろうか。もしかしたら、むしろ放っておけば自然に良くなっていくものだったかもしれないではないか？　そういえば某有名大学病院皮膚科専門医はこう言っていた。しばらくすれば、よくなります。まあ、二、三か月程度。安静にしていれば、よくなります（もっとも、氏が更紗さんのタイ行きを放任したのは理解に苦しむが）。……拗れさせてしまったのは、むしろ医療のせいだったのではあるまいか？　再び、更紗さんのあの呟きが、私の脳裏に木魂するのである。「新型難病女子の発生は、先生方の激務の産物でございます」

ミオパチー系の痛み

筋肉に関わる様々な疾患、それらを総称してミオパチーという。ミオパチー系の痛みが今日の医療にとって大きな躓きになっていると思われる。ミオパチー系の痛みへの対処が出来なくなって、それらが全て難病ということになってしまった。しかも、治療から撤退することが許されず、全くの出任せ、デタラメの治療がまことしやかな身振りを交えて演じられている。

ここで筋ジストロフィーのような問題を同列に論じることは出来ない。先にも紹介した春山満さんの例を引かせてもらうと、氏はスキーで滑っている最中、ストックがほろりと手から滑り落ちたそうである。またゴルフの最中、クラブが手から滑り落ちて、妙だなと思ったそうだ。痛みがあるわけではない。手の中からクラブがするりと抜け落ちる。ここでは痛みが問題ではなく、麻痺が進行しているのである。

痛みと麻痺は根本的に違う。麻痺は死に繋がっていて、これこそは紛う方なきホンモノの難病である。それに反して、痛みは生活反応というべきだろう。身体の異変に気づいて修復活動をしている。あるいは疲労回復のようなことに勤しんでいて実際には健康ソノモノの働きなのである。

筋の脂肪細胞が炎症を起こしている。筋炎という症状は、当然ながら痛みを伴い、また発熱が伴うであろう。それらが炎症反応の典型だということは生理学が教えている初歩的な知識でもある。

要は、そのような反応を病的と捉えるか、あるいは健全で正当な機序、反応と捉えるかである。現代の医療は、それを病的事態として、炎症を抑えこんで征圧しようと考える。痛みを抑え、熱を下げればよいと考える。……で、それでダメなら、最後はステロイド？

鎮痛剤と解熱剤を便利に用いて身体をコントロールする。現代の医療はそのように対処してきたのである。そんなことを百年やって、そのツケがいよいよ廻ってきたということではないのだろうか。

確かに、熱に浮かされているときは苦しいのである。しかし、そういう苦痛を亡きものにして安楽が得られたとして、そんな馬鹿げたことを実現して、いったい何になるだろうか。熱を喪失して生きるとはソモソモどういうことであろう。

例えば、赤ちゃんだって熱を出すだろう。赤ちゃんは約三か月で首が据わる。その後、腰の構えが出来て、一歳を過ぎて直立二足歩行へと踏み出していくわけである。次つぎと偉大な進化を遂げる（系統発生をなぞる）、いわば脱皮していくわけだが、そうした経過の中で決まって熱を出す。体制の組み替え、更新に発熱が伴う。それを昔の人は知恵熱と呼んだ。また、この世界に適応して生きるためには赤ちゃんだってウィルスや細菌に触れなければならない。そんなときにも熱に浮かされて事態を乗り切っていく。思春期の少年少女だってそうだろう。異性にときめき熱に浮かされる。更年期女性には逆上せがついてまわる。これは老熟への組み替えと考えれば分かりやすい。そして何より……、カラダが疲労から回復するとき、必然的に発熱が求められるというわけである。風邪も引かない。低体温で十年も熱を出したことがない。そんな人が疲労を溜め込んで癌や動脈硬化になっても何ら不思議はない。

「「どこかでぶつけたのかな?」くらいに思っていたら、どんどん痛みが進行していく。ガンガン身体じゅうがおかしくなっていく。まず布団から起き上がれなくなった。全身の力が入らない。身体じゅうが、真っ赤な風船みたいにパンパンに腫れ、触るだけで痛い。関節が、ガッチガチに固まって、ぜんぜん曲がらない。熱が、何をしても、どんな市販の薬を飲んでも、三八度以下に下がらない。パブロンもバファリンもまったく効果がない。あっという間に可哀そうなイモムシみたいになってしまい」

三八度の発熱、それをパブロンやバファリンで下げようというのが間違いである。熱は必要があって出している。疲労回復のために出しているのである。解毒・排泄が終われば熱は自然に下がる。それまでは、もっと出ろ、もっと出ろ、と後押しするのが正解。発熱によって疲労回復が図られている。

関節が、ガッチガチに固まって、ぜんぜん曲がらない。曲がらないのが痛みを怖れてというのでなく、強ばって物理的に曲がらないとしたら、筋肉に疲労が蓄積して固まったのだから、それは筋疲労を除いていけばよいのである。

更紗さんは、そういう試みはしないで、まずは医療に挑戦したわけであろう。現代医療は、この筋疲労にどのような対処をしているのだろうか。筋疲労に限らず、身体を休めて疲労回復する。元気を取り戻した身体は、如何なる困難な状況にも柔軟に対応して、それを乗り切っていくものなのだ。

その後の更紗さんは身体が休養を求める最中、タイへ向かって無謀にも飛び立っていくのである。何にせよボランティアへの情熱は尋常ではない。その背景には彼女のキャリアへの渇仰があるだろう。うかうか病気で寝ていたら、せっかくのチャンスを元も子も無くしてしまう。将来を奪われてしまいかねない不安、いや、それは不安では済まされない。強迫的といってもよいものだ。今日の日本の社会が余裕をすっかり無くしていることと、それは深いところで繋がっているに相違ない。彼女の優秀な頭脳はひたぶるに働くことを要求する。脳は理想主義、理想を描いて疲労しない。ところが身体の方は現実で筋肉は働けば働いただけ疲労する。疲労はどんどん積み重なり、もはや働けないと悲鳴を上げる。それでも脳は働けと。強迫は脳が作り出した観念に過ぎないだろうが、それを押し返すことは簡単ではない、難しい。

脳はいわばコンピュータである。デジタルで疲れ知らず、そのために脳の理想のため、もしかすると、それは全く非現実的な要請かもしれないが、筋肉は働かされ続けることになってしまう。さすれば、筋肉はそのぶん当然ながら疲労する。そうなると身体は筋疲労解消のため熱を出し痛みを出すわけだ。それを有無を言わさず押さえ込む。すると、どうなるか？

脳が果てしなく要求してくる。その理不尽にも身体は懸命に応えようとしている状況である。これでは疲れるわけだ。疲れが降り積もって、やがては身動きできぬほど疲労困憊状態に。さて、そこで疲れた身体はどうなるか？　疲労を実感できるようなら休養モードにおのずから転じていく。休養モードとは、まず身を横たえること、そうすると心地よい眠りが襲ってくる。さらに、その延長上に様々な疲労回復が行われる。そのなかには身体の節々に痛みが生じたり発熱があったりもする。これらは全て疲労回復のための生命活動の一環である。疲労回復は破壊と再生という動的平衡の原理に沿って演じられる。そこで痛みと発熱は、むしろ必須のものとして求められる。

他方、疲労困憊していても疲労感がない。疲労が蓄積、その状態が慢性化、恒常化していくと、もはや痛みも発熱も起こらなくなる。どんより深く重く澱んだ感じはあっても、それを疲労として自覚できない。そういったことが起こる。そうなると、疲労回復能は発揮される機会を逸してしまう。そういう事態のなかでは、まだまだ頑張れる、頑張らなくてはなんて、心の片隅では思っている。一方、身体の方はどんよりと重たく、すっかり反応が鈍くなっている。とてもやってけないと思ってもいる。要するに、頭と身体がもはや分裂状態になっているということである。疲労感が失われ、それが昂じて、いよいよ身体がバカになる。それが極まれば、やがて自己免疫疾患のような現象がおこってくるわけである。それは敵も味方も分からなくなって防御・攻撃に明け暮れる戦闘膠着状態だ。クリアーしたと思ったボールも気づいてみれば自陣ゴールに入っていたりするのである。クリアーしたはずのボールが全てオウンゴールになっている滑稽、悲惨、悲劇、あるいは喜劇。これが即ち、身体が疲労してバカになった状態といえば分かりやすいだろう。

「難病」の正体

ミオパチー系の痛みを訴える膨大な難病患者が我が国では出現しているようだ。これが今日の新たな事態である。それに如何に対処したらよいのか？　これがどうやら難問らしい。鎮痛と解熱というドグマのなかで身体の持つ本来の働きを抑えこんで、ある意味では無難に、また別の意味では身体の奴隷化、モノ化が図られてきた。このような事態はそういった迷信の化けの皮の剥がれるときがいよいよやってきたということかもしれないのである。これで、いよいよ「難病」の正体の一端が明らかになった。如何であろうか？

痛みの原因は一つではない。先にも述べたように薬の副作用の場合もあるだろう。様々なストレスが原因になっていることもある。けれども、いずれにせよ、身体が毒物（薬）や疲労を排泄し、健康に復するため痛みを必要としている。そこが肝腎なところである。痛みは抑えこむのではなく、大いに発揮してもらわねばならない。

痛みを抑えこみ、その痛みの原因なるものを徹底検証する。更紗さんの場合は、この間に丸一年が費やされた。それで分かったことが脂肪組織の炎症、あるいは筋炎だという。果たして本当だろうか。痛みの原因というなら、むしろ端的に復元力、自然治癒力というべきではないだろうか。あるいは動的平衡を実現しようという健康な力の表現といっても良い。力はエネルギーであって、栄養が満ちている昨今の健康な患者さんならエネルギッシュに痛みを訴えられること、むしろ当然である。

いずれにせよ、筋炎ということになって難病認定を賜り、ステロイドということになった。その後の経過はご存知の通りである。

「ここまで、こんなに我慢してきたけど、いろんなことに耐えてきたけど、やっぱり、だめなんですか。わたしは、わたしは」

命ぎりぎりのところで、更紗さんが求めていたのは、おそらくはいたわりだろう。命に対する礼であろうと思われる。

難病という名の正体の分からぬ相手と、当てずっぽう、何の勝算もない闘いに巻き込まれた更紗さん。この奇妙奇天烈、そのことに医師も国民も何の疑いも持たない。無邪気なのか、余程バカなのか、そのことを更紗さんは結果的に余すところなく暴露した。捧げるものを何も持たない兎が仏に供養するために我が身を犠牲として火中に身を投じたようなことかもしれない。しぶとく生き延びて欲しい。それを切に願うばかりだ。

ステロイドという化学兵器で正体不明の難病に立ち向かう。けれども攻撃対象は丸ごと生身の身体……なのである。しかしながら、難病の正体は何のことはない、発熱し、痛みを出し、身体が健康な疲労回復、復元作用、動的平衡を目指す行動に過ぎない。何か重大な勘違い、錯覚があるのではないだろうか。痛みや発熱を闇雲に敵視してきた百年の誤謬を、今こそ振り返ってみるべきだ。私たちの原点たる自然、賢い身体の智慧に立ち返ってみるべきではないだろうか。

医療がひとを食いものにしている

「日本の大病院は、とにかく混んでいる。……人の多さ、待ち時間の長さ、受付・会計カウンターの慌ただしさに辟易し、ぐったりしてしまった。これでは病院に通うだけで具合が悪くなってしまう」

「ネームバリューのある病院ほど、患者が殺到する。マスコミに出ちゃったりなんかすると、当然、全国からわんさかいらっしゃってしまうのだ。患者は藁をもつかむ思いであるわけで、必死だ。「○○病院信仰」みたいなものもある。何事も、ザ・ブランド力」

「某有名大学病院は入り口を入ると巨大な受付、そしてすごい混雑ぶり！

初診は三時間待ち。イロイロずらっとスバラシそうな肩書がついている、皮膚科専門医の先生に診ていただく。採血と採尿をして、さらに一時間待つ。待ちすぎて待つことに耐えるだけで死にそうであった」

「熱は三十七度台を切ることはなく、ちょっと動くと三十八度超え。……相変わらず、毎回三時間待ちの某有名大学病院外来で、タイに行くことを伝えたが、特に止められることもなかった。毎回、採血と採尿だけ。言われることも、毎回同じ」

「しばらくすれば、よくなります」

「治るまで、どのくらいかかるんでしょうか？」

「まあ、二、三か月程度ではないでしょうか」

毎回、採血と採尿だけ。これは一体どういうことなのだ。通常はこれに加えて薬の処方も加わるわけである。それにしても、医師はいったい何を考えているのだろう。しばらくすると、よくなるのだろうか、本当に？

石の叫び声、悲鳴を、ここに再度、記しておく価値がありそうだ。

「……いや、要素とかじゃなくて。数値とかじゃなくて。基準とかじゃなくて。病名とかじゃなくて。一年間、石みたいに固まって、激痛で、熱が下がらなくて、もうとにかくどこもかしこも痛いんですが、死にそうなんですが。医者って、病気のひとの苦痛を軽減してくれるのが、仕事じゃないんですか。……こんなに具合が悪いのに。どうして、何時間も、何週間も、何か月も待たせて、延々と外来に通わせて、だらだらと中途半端な検査ばっかりして、誰も、何も、してくれないんですか。患者は、病院に通うだけでどんどん悪化しちゃうじゃないですか、これじゃあ」

今日の医療に癒しを期待するのは、そもそも無理なことなのであろうか？ このような状況を放置してきた責任はいったいどこにあるのであろうか。こういったことを当り前のこととして誰も疑問も持たない。そういうところではインチキも平気の平左で罷り通るということだろう。こんな場所で、そもそも医療ということが成立するのであろうか？

更紗さんの訴えにもある通り、まずは何より苦痛の軽減がなされなければならないのではないだろうか。苦痛が増し、通うだけで悪化するのなら、病院は治療代を請求することはおろか、むしろ患者に慰謝料を払わねばならない。もしかすると、今日の医療は医療ソノモノが最も基本として踏まえていなければならない要件をすでに喪失しているのかもしれない。そんな危機である、くらいに考えるべきではないだろうか。

更紗さんの病状を「難病」にまで追い込んだのは、疑いもなく医療の成果、結果である。まさしく先生方の激務の産物、努力の賜物であろう。なにしろ丸一年の間、何の見通しもないまま、病院に通わせ、だらだらと中途半端な検査ばっかりして、挙げ句は、あなたの病気はやっぱり不治の難病ですから、いろいろこれからは人体実験してみましょうね、ということなのである。更紗さんは見事に難病に祭り上げられた。

だが、それなら更紗さんは、どうすべきだったのか?

いろいろな選択がありえたであろう。一つだけとはかぎらない。けれども、現状維持で道が拓けることはないであろう。まず、一切の見通しを持たない医療に託すことが無謀であることだけはハッキリした。

こういうのはどうだろう。あらゆることに前向き、積極果敢な更紗さんだが方向転換を試みる。後ろ向きに退いてみる。消極的だが、まずそこに佇んでみようというわけ。無謀なボランティアなど論外、無論のこと中断しなければならない。キャリアも心ならず一時は凍結せざるを得ないだろう。そのかわりに重圧から解放されて、呑気に美味いものでも食って、大いに寛ぐわけである。朝寝、朝酒、朝湯が大好きで、というのはどうか分からないが、ひたすら眠りを貪ることは大切な要件、必須条件といえる。ひとことで言えば、疲労からの回復。元気を取り戻す作業、過労状態からの復活に懸ける。これは先にも述べた結核転地療養の伝に学ぶということだといってもよいであろう。

恒常的な発熱、痛み、また下痢とか、皮膚からの排泄も続いているのである。これらは全て身体が本来持っている健康な働きである。それを抑えこむのではなく、発揮してもらえば、時間の経過と共に更紗さんは元気を回復していったはずである。

ここで疲労回復ということを医療の問題として考えてみよう。疲労回復のためにカンフル剤を、栄養点滴を、そういうことではないのである。ましてやアリナミンA、ファイト一発リポビタンDなんていうのでもない。私が問題にしているのは筋疲労である。筋肉に蓄積した疲労を除く。疲労し強ばった筋肉に柔軟性を取り戻させる。元気回復させる。そういった治療のことである。ステロイドが切り札ではない。疲労回復こそが切り札ではないだろうか。疲労で身体がバカになってしまった。バカになって、なおなお猪突猛進、バカの一つ覚え、突進し続ける。そこでオウンゴールの連発となった。休息、疲労回復こそがキーワードである。

疲労回復こそがキーワード

疲労回復、つまりは筋疲労解消こそがキーワードなのである。

筋肉に蓄積した疲労、それは一晩の眠りによって解消してしまうものもある。しかし、そうはいかずに、疲労が長年にわたり降り積もるように蓄積した慢性化した筋疲労というものがある。そういった筋肉は柔軟性を失い、筋肉本来の働き、伸縮する能力を喪失してしまう。そういう筋肉は感覚も鈍化し、場合によって感覚を完全に喪失してしまうこともある。更紗さんに「石です！」と叫ばせるガチガチに固まってしまった筋肉・関節の背景には、そういった深く堆積した筋疲労がある。

石になった心は冷ややかで何ものにも動かされることはないだろう。石になった筋肉も冷たく何も感じない。もちろん痛いわけがない。更紗さんが直面している痛みは、即ち、こういう筋肉から出てくるものではない。そうではなく、いわば最前線で闘い、炎症直中に傷ついた筋肉から、そこは実は同時に治癒行動が為されている現場だが、そこから届けられた痛みといえる。

通常、炎症反応によって危機は回避されるのである。免疫の働きによって治癒が為される。いわゆる「難病」で免疫が上手く機能しないのは、慢性化した筋疲労がそれを妨げているからに他ならない。免疫が働く現場に補給が為されないのだから、これでは到底闘えない。勝ち目がない。

兵站が機能不全になったら軍隊はお手上げ、それと同じことなのである。

慢性疲労と取り組むには、これまで伝染病対策で功を成したやり方を踏襲しても始まらない。全く別の観点から、これは時代が要請する新たな視点から考え直してみなければならない問題であろうと思われる。

私自身が取り組んできた方法は簡単な原理に基づいている。慢性筋疲労から痛みを取り出すのである。疲労を蓄積した筋肉は硬く縮んで石のように愛想がない。触れても、それどころか、力ずくでぎゅうぎゅう押したって、痛みなんか、まるで感じてはくれないのである。半分くらいは死んだように眠りこけている。そこに痛みを感じてもらうように誘導する。目を覚ましてもらう。痛みは生命力であり、それが発揮され、はじめて治癒につながる。こうして石化していた筋肉が働き始め、滞っていた血行が整えられて、真っ当な身体が自分のものとなる。このようにして文字通り、身体が甦る、復活するのである（註5）。

石のように硬い、鈍りきった筋肉から痛みを取り出す。それは簡単なことではないのである。もちろんそこに工夫がある。技のようなこと、術もある。それは当然である。他人様の身体に触れさせていただくのである。モノを扱うわけではないのだから。相手の身体に触れ、しかも同時に、相手の心にも通じるような作法・技術が必要なのは言うまでもない（註6）。

こういった技術の支えがあれば、様々な難問にも取り組むことが出来る。実際の成果を上げることが出来るようになる。いわゆる難病の治療も可能である。慢性筋疲労が背景を為すものの多くが難病に指定され、それらには有効な方法がないから難病と名付けられているに過ぎないのである。治ってしまえば難病ではないから、だから治ってしまったから実は難病ではなかったという言い方、そんな言いがかりもあるかもしれない。しかし患者さんにしてみれば難病から治る必要はなく、自分の身体が元気に復活すればよいだけの話である。筋疲労からの回復がミオパチー系「難病」の治療なのである。筋疲労を解消する術を知っていれば、それはもはや難病ではない（註7）。

もちろん、慢性疲労の問題は一回や二回の治療で解決できることではない。更紗さんの病状を「しばらくすれば、よくなります」「まあ、二、三か月程度ではないでしょうか」は、あまりに実情を知らないものの暴言である。疲労をコツコツ取りだして身体の本来に戻す。通常で半年一年、あるいは更に更に長くかかる復興事業計画なのである。更紗さんの難病は比較的短期間に作り上げられたインスタントものだが、ミオパチー系難病（薬害や、仮に疲労蓄積による場合として）は数十年の経過のなかで蓄積された問題として考えないといけない例だってあるかもしれない（註8）。

こうした慢性疲労を治療における中核の問題と扱ってこられた治療家も実は少なくないのではないかと私は想像しているが、実効を上げられている方は、むしろ陽の当たる表舞台ではなく、案外ひっそりと、我が道を進まれているかもしれない。

伝統的な東洋医学は陰陽とか虚実とか、対話的な方法を通じて身体の深奥に問いを深めてきているのである。鈍りから痛みを取り出すという私のアイディアも、究極的には現象を一つの対照として取り出している。それを実地に手で探ることができると、大概の身体の問題に対処できるのである。観るべきものは麻痺と鈍り、痛みと過敏である。大雑把に言えば二つ、詳細に見ても四種類。それを見分ければよい。いわゆる硬結（註9）を捉える技術があれば、こういった治療は決して困難でないはずである。ただ、こういうことが心許ないと考えるむきもないとはいえない。何しろ、こうした治療は一人一人と対面で行うものだからである。百人・千人の人に同じ薬を次々に処方して事終われりというわけにいかない。もっとも、そういうやり方でやってきたのが近代なのだから、そして、その災厄、ありとあらゆるインチキ・デタラメの洪水・氾濫から、新たな生き方を見出さねばならない時代なのでもある。生まれ変わるのは、生命現象としての脱皮だが、その折には、やはり少々痛みが伴うことも良しとしなければならないだろう。

「難」の原因はハッキリしている

さて、更紗さんの問題に戻るとしよう。私は、この稿を起こす始めに「原因不明の難病という件に関しては異見がある」と申し述べた。そして、この間、これまでの足取りによって、その異見について、おおむね書き記したことになるのではないかと思う。

原因は不明どころか、実に、いや、余りにもハッキリしている。そうではなかろうか。これほどまで明快に語られている事実を敢えて亡き者にして、原因不明としらばくれて、私たちは一体どこを目指そうというのであろう。疲労困憊した身体に休息や癒しを与えるどころか、烈しく鞭打ち、攻撃の手を休めない。身体が痛みを出し、熱を出し、疲労回復しようとしても抑えこんでしまう。トコトンまで慢性化に追い込んでいく。これは、ひとことで言って〝命の冒瀆〟である。

生命は、いかなる理不尽に遭っても生き続けるのである。それが宿命といえる。放射能に汚染されても、有機水銀だろうがカドミウムだろうが、それを抱え込んで生きて行く。生きて行かざるを得ない。私たちは原因不明などとしらばくれるのではなく、生命に対して、もっと真っ直ぐな姿勢で臨むべきであろう。不正を糺し、誤魔化しを許さない。

慢性化は時間の問題、経過を含んでいる。これは言うまでもないことだろうが、個々人の身体の問題にとどまらない。近年の歴史認識の問題、従軍慰安婦問題なども戦後処理を放置してきた結果である。慢性化は治癒とは全く別の現象。痛みを取りだし問題を共有し、お互いが新しく生き直す礎石を打ち立てなければならない。

思えば、日本の戦後社会は経済発展を目指し、それ以外のことが視野から全て零れ落ちたような歪つなものであった。不都合なことはしらばくれる。見たくないものは見ないで済ます。その一方的ひとりよがりが真理探求の矛先を鈍らせていたであろう。韓国・中国はいったい何を騒いでいるのか。だが、これも原因不明で済ませておけばよい。放置しておけば、時間経過のなかで慢性化、問題に対して誰もが不感症に、やがて不可視・不可触の無意識の底へと沈んでいってしまうであろう。

近年、とりわけこの数十年、我が国では愚行の連鎖、その巨大な集積、慢性化、そして、それをもはや持ちこたえることが出来なくなっての氾濫、あるいは大雪崩、大崩落現象が起こってきている。事実に立脚した対話が必要である。歴史認識も身体も都合よく扱ってよい対象ではない。目から鱗を取り去る努力によって、真理の一端はたちどころに見えてくるものだろうと思う。

さてさて、このように考えてくると「困ってるひと」とは、実は、他ならぬ私たち自身のことだったと思えて来ないだろうか。私たちは困ってるどころか、すっかり行き暮れてしまっているのかもしれない。日暮れて道遠しというアレ。誤魔化しにすっかり慣れっこになって、インチキにインチキを塗り重ね、これでは落ちていく他ないわけである。これから百年も落ちていく他ないのではないか。坂口安吾なら差詰こういうところだ。もっと堕ちよと。よかろう。トコトン堕ちて、いよいよ真理に行き当たって、そこから再起に懸ければよいだけの話である。身を捨ててこそ浮かぶ瀬もあれ、なんてことだってあるだろう。

それにしても、私は更紗さんに驚かされたのである。自分のありのままを躊躇いもなく投げ出して問いかける真っ直ぐな姿勢。小賢しい知的操作などではなく、まるごと自分を委ねて悔いない勇気、それこそが知性の証し、本領ではないだろうか。そして、その命がけの勇気が我々の時代の闇を照らし出した。私は、その勇気に対し、やはり全力であらん限りの力で応答しなければならないと考えた。それを為し得ているか否かは読者に委ねる他ないのだが……。

「難病」は原因不明どころか、その原因は、あまりにも明瞭だったといえるであろう。更紗さん自身にも実は明瞭だった。だからこそ、自身の受難を悉に描くことができたわけである。我が身に降りかかる災いを引き受け、その本質を明らかにするためには飛びっきりの勇気が必要とされただろう。それは一つ間違えば命を奪われかねない危険を内包している。瞬間瞬間が命懸け。その只中から、彼女は我々に向かって冷静沈着にしてユーモアたっぷりの報告を送り続けてくれた。私は更紗さんのこれからの健康と長命、今後いっそう、ますますの活躍を願わずにはいられない。

註1　本書はウェブマガジン「ポプラビーチ」(二〇一〇年八月～二〇一一年四月)連載の記事に加筆修正されたものとある。讃辞の多くはウェブサイトに寄せられたものであろうと思われる。

註2　昭和四七年、厚生省内に特定疾患対策室が設けられ難病対策が始まった。そこでは最初にスモン、ベーチェット病、重症筋無力症、全身性エリテマトーデス、潰瘍性大腸炎など八種が難病に指定された。

註3　治療の内容に触れていくのに一方的な患者側の証言、それも適当に圧縮され、時にはふくらし粉入りだったり、また勝手にデフォルメされていたりというエンタメ闘病記の記事を鵜呑みにしてやっ

ていくことに限界があるのはやむを得ないことである。しかしながら他方、治療を行った医師の側からの証言に絶対の信を置くわけにいかないことも確かである。要はリテラシーの問題。わたしの「読み」を以下に記すわけである。双方の証言が対話的・創造的なものに発展し、やがて大いなる成果に繋がることを、私は秘かに期待したいのである。

註4　治癒困難、予後不良といってよいかもしれないが、もちろん難病指定は受けていない。

註5　筋疲労からの回復が痛みを通じて行われるということは既に別の稿で述べた。普段やりつけない仕事、たとえば登山をして、その翌日、翌々日などに筋肉痛に見舞われる。これは身体が自発的に痛みを出して疲労回復しているわけである。即ち、痛みを出せれば疲労回復できる。けれども疲労が降り積もり、慢性化が進行していくと、痛みを取り出すことは容易でなくなる。しかし、もしも、そういった慢性化が行き届いた筋肉から痛みを取り出すことが可能ならば、それが大変有効な治療となるわけである。

註6　二〇一三年六月一七日、Oさんからのメール。「先日の施術の後、異様な眠気が襲い、昨日も疲労が残っていましたが、今日は身体が軽い感じがします。確実に先生の施術が効いていると実感しています。ありがとうございます」

慢性筋疲労から痛みを取りだしていくと共通して起こってくるのが、この異様な眠気である。眠りこそ疲労回復の決め手といえるであろう。であるから、逆に真っ当に眠れなくなった段階から、疲労の蓄積は急速に進んでいくといってもよい。治療の後、フラフラになって、やっと家に辿りつく。そのまま布団にもぐり込んで前後不覚に眠りこけて三時間、そんなことが毎週続いていたという方もいられる。こんなふうにして薄紙を剥ぐように疲労回復していくのである。

註7　疲労は筋肉を介して、身体のありとあらゆる問題に繋がっている。ストレスで肩が凝ることから、内臓の不調、鬱や精神疾患、いわゆる老化現象といわれる問題まで、全てその根拠に筋疲労が横たわっている。

註8　学齢前から始終熱を出し、関節や筋肉に不調を訴え続けて、二八歳になって膠原病・全身性エリテマトーデスと診断された方がいられる（現在五八歳）。ご自身の言葉を借りれば「私は物心ついた頃から、これまでずーっと心の安まるときがなかった」ということになる。「出産の時の何らかのトラブルが原因かもしれない」とも言われる。その正否はともあれ、長期にわたって、こういった不調和を抱え続けて苦しんでいられる方も少なくないようである。

註9　硬結は東洋医学において独特な概念を表している。それを明快に全ての人に納得のいくように伝えることは難事だが、不立文字というわけにもいかないから、私なりの理解を参考までに述べておくことにする。

通常、硬結は筋肉中を探っていくと指先に触れてくる小さな硬い点のようなものと理解される。だが実は硬結はただ硬いのではなく、むしろ一端に柔らかいような感受性を持ったところがあるように思われる。筋肉が何らかの理由で、本来の伸縮可能な状態から弛緩し、柔軟性を喪失し、やがて強ばって感覚機能がすっかり鈍くなっても、その一点だけには独特な感受性が保持されている。即ち、筋肉は働きを喪失して死んだようになっていても、その一点だけには種火が保存されていて、復活の機会を窺っているというようなもの。その命の索引のような場所が硬結である。少なくとも、こんなことがいえるのではないかと考える。

第七章　安産・子守り操法縁起のこと

丹田とは端的に言って、元来、子宮のことであったろう（註1）。丹とは、田とは、即ち、子宮、そこに命が宿る。命の発祥のところ、あらゆることの源が其処にある。女の宿命は子宮を育み、またそれに支えられて生きることであろう。一方、子宮を持たぬ男たちは、その空虚を精神・思想で充たしていくことになる。即ち、丹田は呼吸と運動の中枢となった。

おとこ と おんな

おとこ・おんな、というのは、とても面白い。性差という言葉があるけれど単なる差ではないだろう。それ以上のものがその間には横たわっている感じである。お互い理解しがたい、永遠に越えがたい深い溝のようなもの。本質的に違っていて、しかしながら、もしもお互いが排斥し合えば、それぞれが己れの存立を危うくしてしまう。互いが、その相手によって支えられている構図。この厄介極まる関係が生み出す事象は恐らくは無限大のバラエティを育み、命を豊かにしてもいる。また、ひとつ間違えれば、そこには大きな危険を内包しているともいえる。いえそう……である。

おとこにおんなのことが分かるわけがない。そんなことを耳にすることがある。おんなにおとこのことが分かるわけないだろう。そんなことも言われるわけである。もっと言えば、それならおとこにはおとこのことが、おんなにはおんなのこと、自分自身のことが分かっているかということにもなるが、そう言われてみれば、そのあたりが俄かにあやふやになってくるのを如何ともしがたい。そんなところも私たちにはあるわけである。

女のことが分からないというのは実に私自身の実感でもある。それは私が男であるからということがあるが、そんな簡単なことでもない。実は、女のことは知れば知るほど分からなくなる。どういうことか。さかしら、知ったかぶりが通用しないということだ。分かったふうのことをいえば、たちまち唇が寒くなる。そんな人知を越えて、女＝命の本質（智慧）は偉大だということだろう。

女が子を産む。命を育む。このようにして命を繋ぐこと、リレーしていくこと。千年後、一万年後にも、永遠に自分たちの命がメデタク、シアワセに受け継がれていく。こういった平和への祈りに、これこそが私たちの心底からの願い、もちろん、これが個人的利己的な意欲などであるわけがない。全ての命の幸福への鍵がそこに託されているわけである。

こんなことがまことしやかに言われる。人類は直立二足歩行を達成し立ち上がったことで難産になった。本当にそうなのだろうか？　二律背反、そこにそれをメデタク越えられることがあるからこそ、さらにそのマイナスを逆転、プラスに転じることができるからこそ、それが命の要請として、進化として獲得できたのだと考えるべきなのではないだろうか。その意義が明らかにされ、その「難」を脱する技・術を手中にしてこそ、進化が達成されたと考えるべきである。せっかく手に入れられる条件の中にいて、智慧から見放され隘路に迷う。としたら、それはまったく愚かしく、馬鹿げた、もしかすると滑稽なことでもある。

早産が増えている

早産が増えているのだそうだ。胎児が成長する。分娩の時期がいよいよ近づくにつれ、急速に体重を増していく胎児、それを母体が支えきれず早産になってしまう。もっとも、現代の医療技術はそうした事態を支えるべく発展している。未熟児を保育する様々な技術が急速に発展・進歩して、それほど早産を恐れる必要はなくなっているのかもしれない。極論すれば、受精卵から胎児段階の経過を医療が完全に管理下に置くことが可能となれば、一切はお任せ、もはや苦しい思いをして子供を産むという原始時代からの苦行もついには退けることが出来るかもしれない。これこそが女性の解放、新しい時代の夜明けかもしれない。また出生後に重要となる免疫に関する問題にも、例えば母乳バンクのごときものを設立して便宜を図る計画が実際あるそうだ。打つ手はいくらでもあるということである。進歩・発展を旨とする近代思想に不可能はないということだろう。けれども、こうした命の自然の働きに対する人為的介入（オペレーション）というものは実は全てが人間の勝手が産み出した不都合な結果に対する弥縫策《びほうさく》であるともいえるのではないか。こうした人為的介入は、本来なら、いよいよ困難が現実化したとき、やむを得ずとる策であって、多くの女性は、今日でも自然な性を愉しみたい、苦行ともいえる出産をやり遂げたい、女性の女性たる所以を発揮して生きることこそを、やはり願っているのではないのだろうか。

M子さんは二九歳の妊婦である。初めての子供を授かって誇らしい気持で一杯なのである。彼女は初めての出産を、是非とも自然分娩で、と考えた。看護士でもあるM子さん、そして家族は用意周到に検討を重ね、愛知県岡崎市にある某医院を頼ることにした。

吉村正氏、吉村医院院長は自然分娩の権威である。約四〇年にわたり、二万例以上のお産に取り組んできたという。産院の裏庭に江戸時代に建てられた茅葺き民家を移築。そこで薪割りやノコギリ引きなどの「古典的労働」を勧めている。

『お産って楽しいね』『お産って自然でなくっちゃね』などの著書、また河瀬直美監督作品『玄牝』という映画で紹介されてもいるから、ご存知の方も少なくないだろう。まあ、知る人ぞ知る権威なのである。

M子さんは岡崎に通うことになった。東京から新幹線で行き来して指導を受けることとなる。ところが八か月目を迎えるあたりから少し調子がおかしくなった。いよいよこれからという大切な時期になって胎児が降りてきてしまった。早産の危険があって、遠距離でもあるから、やはり地元の東京で信頼できる医院を探して、そこで出産を迎えるようにしてはどうかと諭された。断念せざるを得ないのか。厳しい現実が突きつけられたわけである。しょげかえって戻ってきたM子さんだったが、そこに朗報が待っていた。結果的に朗報へと繋がる幸運、縁が待ちかまえていた。

その辺りの経緯の詳細はここでは省略する。翌日、M子さんは姉さん（Y子さん）に連れられて、私のもとにやってきた。教えたのは、実に簡単なことである。ちょっとした関節技のようなこと。それをやってみると、降りてきていた胎児があっという間に浮かび上がり、本来の場所に定位した。これは私がやったわけではない。私が技を掛けた（柔道のように）というようなことではない。M子さん自身が自分でやってみて、あらあら！という結果になったのである（傍点筆者、以下同じ）（註2）。

関節技の妙味……子守《まも》り操法

ちょっとした関節技は誰にでも出来ることである。難しいところなんかどこにもない。技ともいえないほどのこと。ただ、これまで誰もが迂闊にも気づかなかっただけである。私自身にしてから、誰かに習って知っていたということでもない。いつとはなし、知っていたことだ。

さて、M子さんは、その場で即座に結果を確かめ、以来、それから出産に到る、ほぼ二か月の間、自信を持って胎児の位置をコントロールし続けることが出来たそうである。胎児は定位置にあれば、いつでもニコニコと機嫌がよい。下がってくれば窮屈、苦しい。これはM子さん自身の感覚でもある。その点、母子は一体、感覚を共有していて、関節技はいわば親子間の何より強力なコミュニケーションの仲立ちをもしていたようである。

以下にやり方を記しておこう。ご自由に存分に役立てていただきたいものである。

まず妊婦さんには仰向けに寝てもらう。脚をひらいてリラックス。左右の踵の幅を適切にとる。広すぎず、狭すぎず、適当に。この適当を難しく考える必要はない。おのずから分かってくるはずである。

次に、妊婦さん自身が、自分の足の様子を眺めてみる。この状態では左右の足の甲の形が通常はカタカナの「逆ハ」の字になっている。

それを確認したら、今度は左右の脚全体を内旋、内側に捻りを加える。すると足の形は正しい「ハ」の字になっている。左右の脚全体が均等に心地よく捻れていることが大切。左右が不均衡だったり、上手く捻れていない感じがあったら、踵の幅や微妙な位置の調節をやってみる。おのずから適切な踵の幅が決まってくるはずである。

さて、ここからは謂わばリハーサル。しっかり「ハ」の字を維持したまま、そーっと、ホンのわずか、踵を浮かせてみよう。そのまま暫く、三、四秒間、耐える。それを終えたら、再び足をもとの位置に戻す。

さあ、ここからが、いよいよ本番。今度は、踵を浮かせるように、もちろん「ハ」の字のまま。しかし、足首を押さえられていて実際には足が上がらない。その感じを演じてみる。実際には、誰かに足首をそーっと押さえてもらう方が分かりやすいかもしれない。

すると、どうなっているだろうか。そんなふうに頑張ってみると、おのずから力が仙骨・仙腸関節のあたりに集中していることに気づくはず。そこに力が集まると、どうやら子宮口が引き締まるということらしい。これは肛門を引き締める感覚に近いのだろうか。私は男で分かりかねるけれど、女の人でも子宮口そのものの動きをつぶさに感じ取ることはたぶん出来ない。けれども、関節に力を集めたり、逆に弛めたりすることで、このように目的に達することが出来るということのようだ。

まあ、これだけのことなのである。この技によって、M子さんは所期の目的、自然分娩を見事にやり遂げた。二〇一三年七月一〇日、無事に男のお子さんを出産された。

なぜ、そうなる？

疑問を持たれる方がいられるかもしれない。たったそれだけのことで、なぜそんなことが可能なのか？　合理的な説明がなければ絶対に承服しない。そういう方がいられるかもしれない。私なりの考えを記しておこう。

　M子さんの関節技の効果はその場かぎり、一時しのぎのものではなく、どうやら持続的なものであった。立ち上がったら重力で胎児が下がってくる、そんなあやふやなものではない。ということは、M子さんは関節技で自分自身の姿勢を作りかえたということであろうと私は考える。効果が持続したのは姿勢が変わったため。足首、膝、股関節、腰椎の運動連鎖が姿勢を変えたということ。それは例えば天を仰いで、頸・肩の力を抜くと口が自然に開くはず。顎を引けば自然に口が閉じる道理から想像が付くことだろう。姿勢が変わることで子宮口が自然に引き締まる。そういうことを自然に会得したということである。もっとも、こういった説明は全て後付け。私にだって実はよく分からない。けれども、こんな説明を百万遍聴くより、それよりも、こうした事実を生み出す技の実際を知ることの方が遙かに重要ということは、おそらくは誰にも分かっていただけると思う（註3）。

　ここに余談を一つ。足を捻ることが非常に重大な結果に繋がる場合のあることを記しておこう。これは昔からよく知られていたことで、下駄を履いていた頃には、ちょっと踏み外して、足を挫いてしまうことがよくあった。足首を捻って、その瞬間に仙腸関節へ動きが伝わり、子宮口に急速な収縮、直後に弛緩、流産になることがしばしば見られたようである。関節に速度を伴う刺激が突然加えられると思いがけない事態が起こる、起こしうるということは、逆にそれを有用に役立てることも可能だということを意味している。こうした関節技の奥義のようなことが様々に研究されてきた歴史がある。

関節技、操法の可能性

関節技というと、柔道の絞め技とかプロレスの十字固めとかを思い浮かべる人も多いと思う。だが、それだけではない。関節技は、もっと広く、私たちの日常のあらゆる動作についてまわるものだと考えてみるべきだと思う。更に、その延長として先程から述べてきたような、やや特殊な技を含めて考えるということである。

例えば、私たちが当り前として、ふだんは疑ったこともない二足歩行も見事な関節技の連携で実現している。それを私たちは特段の意識はしないで無意識にやってのけている。茶碗と箸で食事をする。そういった動作も全ては関節技でできている。赤ちゃんが笑う。あるいは欠伸している。これも関節技。誰に習ったわけでもないけれど。でも、赤ちゃんが最初から箸を器用に使えるわけではない。見様見真似、試行錯誤しながら覚えていく。そこに伝えられる技としての伝統技法というようなものも考えてみなければならない。西洋人が日本にやってきて異なる文化、所作に驚いたりもする。

日本の伝統ともいえる相撲の身のこなしを思い浮かべてみれば、このことはすぐに分かるはずである。相手と押し合う際、脇を締めていないと簡単に押されてしまう。足にしても、小指側で支えようとするとダメ。親指の付け根で支えれば、もはや簡単に押されることはない。そのような姿勢をとると、おのずから膝・股関節から肩・肘の位置関係も定まって、いわゆる相撲の型が出来上がる。関節の用い方、私がここで問題にしている関節技とは、要するに所与の伝統に則ったもので、そこには潜在的に驚くような可能性が眠っているということである。身体をどんなふうに用いるか、それによって、早産になりそうな妊婦を簡単に救い出すこともできるのだということ……。

このような技法の研究の意味が近年少しずつ一般にも理解されるようになってきたわけだろうが、ここでは甲野善紀氏の最近の研究から興味深い記事を引用させていただくことにする。

氏が紹介しているのは例えば「虎拉《ひし》ぎ」という技。

「まず五指を鈎状に曲げ、このとき人差指で自分の顔を指すようにして前腕を外旋状態とし、反対に親指は指されないように前腕を内旋状態にして二指の力を拮抗させる。このとき親指が掌に触れてしまわないよう、親指と掌の間に丸みのある空間を作る。手首は内側には曲げず、橈骨（前腕の親指側の骨）のラインを伸ばした延長線上に合谷（親指と人差し指の股の部分）が並ぶようにする」

手がこの形をとるだけで、上体はもとより下肢までが非常に強い力を発揮できるようになるのだという。

「脛の中ほどの高さに帯を渡して、その両端をそれぞれ一人ずつ二人で持って足を引っかけて倒そうとするところを通り抜けてみる。普通に歩くと、当然のことながら脚が引っかかって転倒しそうになる。ところが両手を「虎拉ぎ」の形にして同じように歩いてみると、転倒せずに、却って帯の両端を持っている者を崩してしまうほどに足腰が強くなっている」(『術と呼べるほどのものへ』学研二〇一二年)のだそうだ。手指の形が生み出す「張り」が腕から肩、胸背部、腹周り、果ては腰部、大腿部から足首、足指に到る広範囲、全身の筋肉・関節に影響を及ぼしているというわけである。これはもちろん、私が妊婦のために紹介した技と較べれば比較にならぬほどに荒々しい技といえる。虎をも拉ぐ力動が漲っているわけだから極めて男性的、一方の女性・妊婦用は胎児を定位しようというのだから極めて女性的で穏やかなもの、これらはいわば野生の力の両極(男と女、あるいは陰陽)を表現しているといってよいのかもしれない。

直立二足歩行が可能にした関節技

このような問題を治療的観点から考えてみることには深い意味があろう。

身体全体を統合的に捉えるためには手の指一本一本、その関節から手首、手首から肘、さらに肩関節、脊柱に連なる動きを、指一本の観察から診ていかねばならない。足の指から足首、膝、股関節、腰椎、場合によっては肩、頸の動きまでを捉えなければならないわけである。実際の私の治療（経験のある方はご存知のはず）においても、私は指一本一本を丹念に見て、動きを確かめる。その小さな滞りにも、実は大きな問題に繋がる根が隠れている。それを見逃すわけにはいかない。指一本の関節のちょっとした動きの異常にも、実に、身体全体に通じる問題が現れている。

どうやら、だいぶ脱線してしまったようだ。だが、まあいいだろう。ともあれ二足歩行を実現した人類の動作の有り様は、可能性として、他の哺乳類一般とは次元の異なるものを手に入れたといってよいのだと思われる。肩関節や股関節の動きを、例えば身体の動きが柔軟だと思われているネコと較べてみても、優劣は一目瞭然である。関節の可動範囲がまるで違う。だから、そこから繰り出される技は、一般の哺乳類からみたら突拍子もないものだ。体操選手や格闘家が繰り出す技などは、彼らから見たら、おそらくは殆ど神業に近いものだろう。

以前、向かってくるツキノワグマを、老人が巴投げで「エイヤ！」と投げ飛ばした話が新聞に載ったことがある。一瞬、男の姿が目の前から消え、自分が思いもよらず投げ飛ばされていたわけだから、クマはよほど狼狽えたに違いない。まさしく神業、すごすご退散と相成ったる次第。

以前に読んだ本には、もっと凄い話も載っていた。むかしの豪傑はよほど強かったようで、それにはインドでの虎退治の話が載っていた。まさしく虎拉ぎである。最後には虎の口を糸と針で縫い合わせてしまう。こうなってしまえば、いかに虎といえども、もはや手も足も、もちろん口も出せない。こんな話を荒唐無稽というのだろうが、こういうことを強ち嘘っぱちともいえない（註4）。甲野善紀氏の古典研究からも垣間見えるように、人類がこれまで開発した関節技の可能性について、私たちが充分知悉しているとはいえないからである。関節技はまさしく可能性として啓かれている、未来に向けて、といえるのである。

生まれてくる子供、我が命

さて、M子さんの話に戻ろう。出産を終え、岡崎から戻られて以後の話である。

初めて、お宅を訪ねて、ご家族との対面では、それこそ下へも置かぬ持てなしをいただいた。M子さんは三姉妹の末っ子。そして、ご両親にとって、嬉しい初孫が生まれたということなのである。一家は華やいで沸き立つような賑わいであった。

そのなかに、ひときわ満面の笑みで迎えてくださったのが、スッキリと背筋の伸びた美しい老婦人だった。曾孫の誕生を心から待ち受けていたことがよく分かる。

「これがなくちゃねぇ」

曾孫が生まれて以来、お祖母さまはすっかり元気になられたそうだ。

「私は孫の面倒は殆ど見られなかったんですよ。（仕事が）忙しくてね」

いよいよ今度こそ私の出番ですよ。曾孫の面倒は思う存分見させてもらいますからね。そんな心持ちなのであろう。まことに意気盛んなのである。

のちに長女のY子さんから聞いた話では、それまでお祖母さまは無気力で部屋に引きこもって、長い間、認知症と思われていたのだそうである。それが、孫が子どもを連れて戻ってきてからは豹変、すっかり様子が変わってしまった。身体が勝手に動き出す。心に張りが出来て嬉しいのだから、そうなるのが、むしろ当然なのだ。新たな大きな目標が出現したわけなのだから。赤ちゃん効果、命の力は、まさに絶大である。

認知症については様々なことが言われている。アルツハイマー型では感情を司る扁桃核の衰えが原因などという説があったりもする。とすれば、それは即ち生き甲斐の喪失こそが認知症の根本原因ということもいえそうである。生きることの困難、其処にある楽しみを構想できてこその人生である。お祖母さまはご自身、晩節を迎えられ、驚くような有難い嬉しいプレゼントを孫から贈られた。

さて、話を最初に戻そう。

直立二足歩行で出産が困難になったわけはないだろう。胎児はつるんと女の股から出てくるようになっている。それが本当の命懸けであったりしたら、そんな危険な賭けを自然が許すわけがない。女たちにとって大変なことにしておいた方が都合がよいから、多分、そんなふうにしておいただけである。もちろん、まったく危険がないわけではない。自然界ではそんなことは当たり前。セミだって脱皮に失敗することもある。にもかかわらず、それは例外で、自然は出産の努力に対しては「快」で応えてくれる。そういう当たり前のことが奇妙な技術革新のせいで長らく忘れられてきたということだろう。出産とは空腹時に美味い飯にありついたり、疲労した身体が泥のようになって深い眠りを貪ったり、そういうことと同じ命の深い欲求に根ざした自然な振舞いである。いや、むしろこういうことか。十か月もの間、滞っていた便が心地よく一気に排泄された快感といってもよいだろう。これが気持よくないわけがない。自然そのもの、その最たるものに人為的介入は本来無用であった。M子さんの経験は、すなわち、そういうことを語っていると思われる。

出産を終えて帰って来られたおり、「また産みたい」M子さんは、即座にこういわれた。大変な役を成し遂げて、いまだ間がないのである。

「それを言うか！」これこそが女の本質であろうか。女には敵わない。やはり女は分からない。でも、そういうものなのだろう。所詮、男の私には分からない。こうして女は赤児《ぼっこ》、赤児《ぼっこ》と子を産み続ける。それこそが命の要請なのである。女とは、多分、こうした、たいした生きものなのである。

余録

最後にM子さんと知り合うまでの経緯を掻い摘んで記しておこう。

この関節技を知ったのは、およそ二五年くらい前であったと思う。整体法の骨盤操法からヒントを得て、たまたま発見したのである。であるから、特別なことではない。今回の例ではM子さんの要求、切実さが操法に格別の価値、意味を与えた。切羽詰まった状況に適切に手を差し伸べることができて劇的効果を生んだ。


その日の朝、若いお母さん（K子さん二〇代）から電話をいただいたのである。まだ一歳に満たない赤ちゃんが三九度を越える熱が一向下がらず、ぐずり通しで、丸二日間、自分も眠ることができないでいるとのこと……。

お母さんは結婚されて、いまは遠いところから電話をくださっている。私が彼女を知ったのは彼女の母親との繋がりから。母親とは彼女が赤ちゃんだったころ、いや、それ以前からの縁があって、つまり二五年が経つと赤ちゃんだった子が、いまは母親になっていたという構図である。ご一家は以前に引っ越されて、ややもすると疎遠になっていたわけだが、今回のことで母親に窮状を訴えたところ、私に連絡してみなさいとアドバイスされたとのことである。

小さな子供が高い熱を出すと母親は心配になる。髄膜炎になったら大変だなどと大騒ぎになる。だが熱は自分の力で出しているのである。炎天下、駐車場の車の中に放置されて熱が上がったら、これはフライパンで熱せられているようなもので危険だが、自分で熱を出して焼け焦げることは普通はない。それより解熱剤の副作用で髄膜炎の発症が確かめられたりもした。むしろ危険は無知の中に潜んでいる。

赤ちゃんの右上腹部、肋骨の下に手を当てる。滞っている状態を後押しするにはこんなことをする。押すのではない。お母さんの手を、そこに当てるだけ。そして変化を待つ。私が教えたのは、これだけ……。

三時間後、再び電話があった。手を当てた途端、赤ちゃんはすぐ温和しくなって、やがてスヤスヤ眠ってしまい、頸の回りにびっしょり汗を掻いたそうである。そのまま自分も寝てしまったそうだ。やり方に戸惑いはなかった。大昔、子供時代に私から触れられたときの心地よい記憶が戻ってきて驚いたという。

その日の午後、M子さんの姉、Y子さんがやってきたのである。こんな電話があったと話をしたところ、M子さんが青菜に塩で岡崎から戻ってきた話に繋がっていったのである。何事もタイミング、巡り合わせが大切である。捨てる神あれば拾う神あり。二五年が経過して、「技」はM子さんに拾われた。

この技は極めて原始的、プリミティブなもので、今日的な医療の概念からははみだしてしまっているかもしれない。だが、それだけに、そうだからこそ命の基本に忠実なものであるとも言えるであろう。

ことの核心は一言で言えば「姿勢を正す」ということである。それによって自ずから事が成る。即ち、自然《じねん》ということである。

この技は流産・早産予防に有効性を発揮するであろう。また未熟児として生まれ、結果的に過剰な医療に晒される危険を些かなりとも防止している。即ち、医療費抑制にも大いに役立つ可能性があるだろう。

何より女性にとっての福音。世界にむかって輸出して何ら憚るところがない。その点が原発などとは根本的に相違している。大いに世界に誇ってよい「技」と私は信じている。

註1　白川静氏の『字統』によれば、丹（に・あか）の象形は「朱砂など水銀を含む化合物をとるため、井戸状に掘り下げて採掘するので丹井」だそうである。「丹朱は鉱物質のものであるから変化せず、その色は極めて神聖なものとされた。……すべて丹朱を加えることは聖化の方法であった」とある。田の形象は「田の区画の形」を表している。即ち、女の下腹に鎮まる子宮こそ「聖なる命の源」であって、それこそが丹田と呼ぶに相応しいものといえるであろう。丹田が本来そのようなものであるならば、男たちの如何なる努力も、女の「聖なる命」に測りあうほどのものたりえないのは、むしろ当然である。

註2　身体の事情は一人一人が皆な異なる。そうした特殊な事情に応えて問題解決に当たる役割が治療には求められている。M子さんのケースでは事故の後遺症があった。右の足首に異常が、さらに右の鎖骨骨折あとが変形して引きつれた感じになっている。そのため首が竦むような奇妙な姿勢になって

いた。こういったところを治療によって寛げることを少々お手伝いしている。妊娠期間中はこうした慢性化を伴う異常からも驚くほどの変化を引き出すことができるようである。産前産後それぞれ二回と四回の治療で、当人も驚くようなバランスのとれた身体になった。

註3 『オニババ化する女たち』三砂ちづる著（光文社新書）には月経血のコントロールという実に興味深いエピソードが記されている。殆ど意識することもなく膣口を引き締めているわけだが、これもおそらくは一種の関節技のようなもの、あるべき姿勢、日本人の美しい佇まいを表現しているものといえそうである。

註4 この愉快なエピソードは横田順弥氏の著作で以前に読んだと記憶している。出典をいま明らかに示せないのが残念だが、明治時代に詳しい氏の著作には、この時代のこういった豪傑話がつぎつぎ登場して、実に話題に事欠かない。

「自然との和解」へ向けて

更紗さんのケースは、私たちの時代を象徴する記念として記憶されねばならない。彼女は常に前向き、退くことをしない。可能性にむかってトコトン努力を惜しまない。「難」に対しても独力で立ち向かって怯むところがない。身体中が痛んで、高熱が続いても猪突猛進、前進あるのみである。

痛みや発熱、これは自然治癒力なのである。命が自分自身を守り、更新していく過程を表現している。だから、これは人間の都合に寄り添ってくれるというわけにはいかない。自然のリズム、独自の時間経過の中にある現象（それを無視してはなるまい。自然の経過を見る。性急な介入を避けるべきだ）。更紗さんは、それをも押し切っていく。「ブリキです」「石です」（これこそ筋疲労のまさしく極まった状態）と悲鳴を上げながら。

治癒には経過が必要なのである。スイッチ・ポンで電灯がともる。組み替え完了というわけにはいかない。身体の働きはインスタント・ラーメンではない。三分待って完了とはいかない。疲労回復、休養モードに切り替えて一連の経過を見守らねばならない。発熱がおこり、痛みをはじめとする様々な過敏症状がおこり、やがて一山越え、峠を越して排泄にいたる。それをトコトン無視して、さらにステロイドなどの医療圧力で、彼女はついに念願の（？）難病を手に入れた。
これはある意味、自然に対する挑戦、いや、むしろ挑発であったといえる。今日の医療は進歩して臓器移植のみならず花粉症にだって免疫抑制剤を用いたりもできる。更紗さんが仕立屋の運命を免れ、命拾いできているのはそのお蔭に他ならないが、支払われた代償は実に巨大、あまりにも大きい。

私たち、その命は自然から賜ったものである。人間は長い時間のなかに育まれた歴史を経過している。その豊かさの源泉が「自然」ということでよいであろう。
だから、私たちが、そのような命を自在にコントロールすることはできない。私たちの手には余ることである。腰痛を治してほしいと患者さんがやってくる。私に腰痛が治せるわけはないのである。腰痛は自然治癒力で治っていく。その道筋を誘導して、結果として腰痛が治ったように思うだけのことである。私は三〇年以上にわたって庭で野菜を作っているけれど、まさか私に育てられるわけもない。やはり、お天道さんが育ててくれているとしかいいようがない。腰痛も同じこと。

自然を無視した文明生活、その中から様々な歪な現象が生じることは誰にも予想がつくことである。文明・文化とは一種のマインド・コントロール。無意識も含めた人間の心の総体が見事に制御される。そうした中でおこっている命に対する抑制ないし抑圧、それに対する野生の力が現代社会では様々な形で噴出してきているのである。

直立二足歩行の人間が、やがて車を発明し、新幹線を利用するようになった。足の速さが伸びて、さぞかし時間のゆとりが生まれたことであろう。ところが実際はまったく別でまことに忙しい世の中が出現している。

かくして労働と休息のバランス失調状態にある人々が多数出現することになった。この状態にある人は疲労を心地よいものと感じることが既にできない。心地よい疲労が休息を誘うのである。心地よい疲労が深い眠りをもたらしてくれる。そのような眠りを奪われたとき、すでに身体の調律はすっかり怪しくなっている。

疲労の研究は進んでいる。我が国疲労研究の権威が共著で出している『危ない！「慢性疲労」』（ＮＨＫ出版）には疲労や疲労感の「様相や病態の全容が明らかにされつつある」とあり、「疲労の定量化が可能となれば、科学的根拠に基づく疲労予防回復商品が開発でき、その経済効果はきわめて大きいと考えられます」とある。

しかしながら、自分が疲労してるかどうか、どの程度の疲労か、分からないということこそが、すでに異常事態であろう。自分で自分が分からないとは自立の放棄であり、何者かに自分を委ねてしまった状態であるともいえる。

最後に、自分自身のことを記しておこう。

七十歳を前にして、近頃はあちらこちら老朽化が進んで、思うに任せぬことが実に多くなった。そろそろ年貢の納め時だろうと、これは実感である。授かった命はいづれお返ししなければならないが、現在は、いわば余録でいただいたものと有難く感謝している。

何より疲労のしかたが違ってきた。以前は何でもないと思っていたような仕事でも終わってみると思いがけぬほど疲れている。仕事は好きで熱中しているから疲れるのは当然としても以前こんなことはなかった。庭仕事でもそうだ。楽しいからやり過ぎということは当らない。やはり紛うかたなき老朽化の問題が横たわっている。

こんなふうに疲れたときは昼寝をする。ちょっとした合間に目覚ましを掛けて。意識がなくなり、けれども目覚めてみると時間は僅か一〇分も経過していない。目覚まし時計が鳴る前に目を覚ます。こうして目覚めたときはスッキリ元気を取り戻しているから不思議である。そういった現状。そのまま目覚めることがなければ立派に往生だが、そんなのも悪くない気がしてきたから何ともオモシロイ。

現代文明は徹底的に自然に挑み、破壊をこととしてきたのである。やがて、それはいわば自業自得の結果、滅んでいくに違いない。一つの壮大な、あるいは愚かしい実験だったといえないこともないであろう。人類が今後も生き残っていこうと思うなら、なすべきことは「自然との和解」この一言に尽きるのではないだろうか。これは、まあ言わずもがなのことなのである。それほど人類は賢く、同時に愚かしく、また滑稽な存在でもあった。後事は将来の若い世代に託すこととしよう。よしなに。

あとがき

「痛みは命の賜りもの」とタイトルを掲げてみた。私たちが、たまさか授かった命を全うするためには、痛みを避ける、あるいは排除するのは根本的誤りという主張がこの根底にはある。

生んでくれと願って生まれてきた人はいない。いわば偶然授かった命だけれど、生んでもらって迷惑してる、ではなく「賜り物」と積極的に肯定しつつ、それならば当然のこと「痛み」も克服ではなく受容しようということなのだ。私は慎ましく生きたいと思っているので「受容」、命も痛みも「賜る」のである。「賜る」は現代人の心から消えて久しい感覚かもしれない。甦ってもらいたい感性・言葉。敢えて、こだわる由縁である。

「人間」として生を享け、そのことを「賜り物」として受け止めるとするならば、それはおそらくは例えばキリスト教でいう「愛」、仏教的には「慈悲」といったものに基礎を置く生き方が求められる。これは非常に困難な試練かもしれないのだけれど、実は、このことこそ、ありとあらゆる全ての人間に求められ課せられた経験の実質ではないだろうか。なぜなら受苦こそは人生の本質なのだから。己れに課せられた荷は自分で担うほかない。そういった覚悟を失って「人間」

はどんどん退廃していったのであろう。

実は、われわれ「人間」全ての心の中に「愛」も「慈悲」も本来宿っているものである。忘己《もうこ》利他《りた》も素直な心で見つめてみれば、誰だって、それが心底、自分の欲する心持ちだということはわかっている。ただ、世の中の実体は忘己利他どころではなく、他者を蔑ろにして、利己的欲望ばかりが幅を利かしているようにも思える。まあ、ここらにわれわれの葛藤もあるわけだ。


文章が苦手である。下手糞だ。文章を書き付けるということがソモソモ大変な苦痛なのであった。ところが一方、自分が考えたこと、大切と思われる経験を何とか伝えられないものか、そういう願いが心の中にはあった。

数年前、そのための文章修行のつもりで、若い頃に出会った書物、自分の人生を変えてしまうほど深い影響を与えられた本について、感想文を書き始めた。いわば私の綴り方の始まりである。

そのようにして書かれた数冊の本のなかに『苦海浄土』があった。書き終えてみて驚いたのは、そのなかから大学を卒業したころ途方に暮れていた自分自身の姿、そして、この本から与えられた重大な指針の記憶がまざまざ浮かび上がってきたことであった。

ごつごつとした、やはり下手糞な文章。けれども、自分の真意がきちんと記されているという確信があった。ある種、熱い感謝の気持のようなものが湧いてきて、著者の石牟礼道子さんにお送りしたのであった。

返信を期待していたわけではない。ところが石牟礼さん本人から丁重なお手紙をいただいた。その中に「六十年代の終わりから七十年にかけての情況の中でこの国の若者たちとあてどない情念を共にしていたような気分でおりました。最近になってあの時代の若者達はどこで何をしているのだろうと思い続けておりました」という言葉があった。そうした当時の若者達の一人から遅ればせの便りが届いたことを殊のほか喜んでくださっている。その様子が文面から直に伝わってくるお手紙であった。

その後、時を経ずして渡辺京二さんから、私の文章を季刊雑誌『道標』に掲載したい旨の打診があった。そのような瓢箪から駒のような経緯で初めて陽の目を見たのが『文明の岐路で新しい古典「苦海浄土」を読む』(二〇一一年　秋号)である(タイトルは編集部、辻信太郎さんによる)。

それから始まった連載は編集部の好意に甘えさせていただいた結果である。原稿が没になることは遂に一度もなく、辻信太郎さんからは常に暖かい励ましをいただいた。

いま、この間のことを振返ってみれば、かつて『苦海浄土』の洗礼を受けた当時の若者が、その後四〇年の歳月のなかから、それに対する精一杯の承応・応答をしているということかと思う。その恩義に些かでも報いることができていたら、このうえない喜びである。

連載を一冊の本に纏めようと申し出て下さったのは弦書房の小野静男さんである。小野さんには最後のところで色々ご厄介をおかけすることになった。

お世話になった皆様に、この場を借りてお礼申し上げる。とりわけ、多くの難問を携えて治療に通ってきてくださった患者さん。お一人お一人の名前をここに掲げることはしないけれど、この方たちこそ私にとって最大の恩人である。逃れる術なく、寄り添うことが求められ、いわば苦し紛れ、工夫を見いだすというような年月であった。そのなかから発見したことを背景に記されたものが他ならぬこの本である。深甚なる感謝を捧げる次第である。

古良和仁

二〇一五年八月

著者略歴

古良和仁（こりょう・かずひと）
一九四六年東京生まれ。整体治療家。
法政大学文学部卒。二五歳のときに野口晴哉氏の整体法に出会い衝撃を受ける。
以後、その意味を考えながら、今日にいたる。

痛《いた》みは命《いのち》の賜《たまわ》りもの

二〇一五年八月三〇日発行

著者　古良和仁
発行者　小野静男
発行所　株式会社 弦書房
〒810-0041
福岡市中央区大名二―二―四三
ELK大名ビル三〇一
電話　〇九二・七二六・九八八五
FAX　〇九二・七二六・九八八六

印刷・製本　シナノ書籍印刷株式会社

ISBN978-4-86329-125-6 C0075

◆弦書房の本

生類供養と日本人

長野浩典 なぜ日本人は生きものを供養するのか。動物たちの命をいただいてきた人間は、罪悪感から逃れ、それを薄める装置として供養塔をつくってきた。各地の供養塔を踏査し、動物とのかかわりの多様さから供養の意義を読み解く。〈四六判・240頁〉 **2000円**

もうひとつのこの世

石牟礼道子の宇宙

渡辺京二 〈石牟礼文学〉の特異な独創性が渡辺京二によって発見されて半世紀。互いに触発される日々の中から生まれた〈石牟礼道子論〉を集成。石牟礼文学の豊かさときわだつ特異性を著者独自の視点から明快に解きあかす。〈四六判・232頁〉 **2200円**

未踏の野を過ぎて

渡辺京二 現代とはなぜこんなにも棲みにくいのか。近現代がかかえる歪みを鋭く分析、変貌する世相の本質をつかみ生き方の支柱を示す。東日本大震災にふれた「無常こそわが友」、「老いとは自分になれることだ」他30編。〈四六判・232頁〉 **【2刷】 2000円**

＊表示価格は税別